SIMPLY

NUTRICIÓN

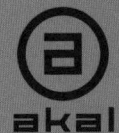

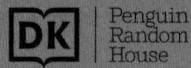 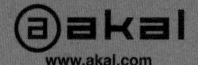

www.akal.com

DK LONDON

Editor del proyecto Daniel Byrne
Directora de arte del proyecto Daksheeta Pattni
Editores Michael Clark, Vicki Murrell,
Rachel Warren Chadd
Editor ejecutivo Gareth Jones
Editor gráfico ejecutivo senior Lee Griffiths
Editor de producción Robert Dunn
Productora Nancy-Jane Maun
Directora de desarrollo de diseño de cubierta
Sophia M.T.T.
Diseñadora de cubierta Akiko Kato
Directora asociada de publicación Liz Wheeler
Directora de arte Karen Self
Director de publicación Jonathan Metcalf

Esta edición ha sido publicada en 2023
por Dorling Kindersley Limited DK, One Embassy
Gardens, 8 Viaduct Gardens, Londres, SW11 7BW

© Dorling Kindersley Limited, 2023
© A Penguin Random House Company

Título original: *Simply Nutrition*

Traducido del inglés por: Laura Pinués Martínez

© para lengua española,
Ediciones Akal, S. A., 2025
Sector Foresta, 1
28760 Tres Cantos
Madrid - España
Tel.: 918 061 996
atencion.cliente@akal.com
www.akal.com

ISBN: 978-84-460-5699-7
Depósito legal: M-9. 249-2025

Impreso en China

CONSULTORA

Juliette Kellow es una dietista titulada apasionada por la alimentación, la nutrición y la salud. Miembro de la Asociación Británica de Dietética, ha trabajado en el Servicio Nacional de Salud, en la industria alimentaria y ha sido editora de la revista *Top Santé*. En la actualidad, trabaja como asesora nutricional para muchas marcas de alimentación, organismos industriales y comerciales, y agencias de relaciones públicas. Escribe regularmente para revistas, periódicos y en internet, y es coautora de varios libros sobre nutrición.

COLABORADORA

Fiona Hunter es una nutricionista muy respetada y experimentada, conocida por su enfoque práctico de la nutrición basado en pruebas. Tras trabajar como dietista en el Servicio Nacional de Salud, se incorporó a la revista *Good Housekeeping*. Ahora trabaja como consultora independiente y escribe para muchas publicaciones, incluidos periódicos y revistas nacionales. Afirma que su objetivo es ofrecer consejos honestos e imparciales sobre nutrición para ayudar a las personas a tomar decisiones informadas sobre los alimentos que consumen.

CONTENIDO

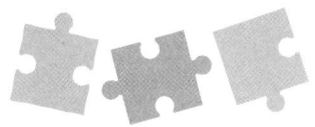

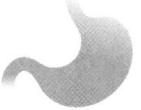

DIGESTIÓN Y ABSORCIÓN DE LOS ALIMENTOS

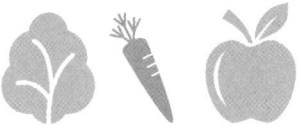

ESCOGER
ALIMENTOS
SALUDABLES

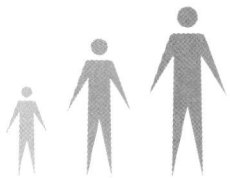

EDADES
Y **ETAPAS**

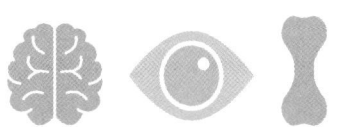

LA SALUD DE LOS
PIES A LA CABEZA

HÁBITOS
ALIMENTICIOS
Y **DIETAS**

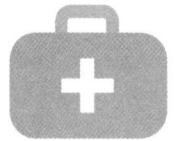

DIETA Y ENFERMEDADES

¿QUÉ ES LA NUTRICIÓN?

«Si pudiéramos proporcionar a cada individuo la cantidad adecuada de alimento y ejercicio, encontraríamos la forma más segura de tener buena salud». Esta hipótesis, atribuida a Hipócrates, está confirmada por la investigación moderna, que ha descubierto cómo funciona la nutrición. Sin embargo, a pesar de todos los consejos disponibles en la actualidad (de médicos, expertos en *fitness*, famosos y especialistas en marketing alimentario), las opiniones y las tácticas de venta dificultan la separación entre los hechos científicos y la ciencia ficción.

Sin embargo, los fundamentos son indiscutibles. Necesitamos proteínas, grasas y carbohidratos, además de fibra, en cantidades variables para el crecimiento, el desarrollo y el mantenimiento del cuerpo. Las vitaminas, los minerales y los fitonutrientes de las plantas también desempeñan un papel vital para mantenernos sanos. Los líquidos son igualmente esenciales: sin ellos, los seres humanos no pueden sobrevivir más de unos días. Nuestro milagroso sistema digestivo garantiza que el cuerpo absorba los nutrientes de los alimentos y elimine el resto como materia de desecho. Las enzimas, la bilis y los billones de microbios que componen el microbioma intestinal llevan a cabo este complejo proceso.

Una dieta equilibrada y variada, con énfasis en alimentos de origen vegetal, puede proporcionar todos los nutrientes necesarios. Ningún nutriente por sí solo es una panacea, pero, en cuestión de minutos, una buena nutrición aumenta la energía y mejora la concentración. En cuestión de días, alivia los problemas digestivos, levanta el ánimo y ayuda a dormir. Al cabo de unos meses, puede marcar la diferencia en la piel, el peso corporal, la presión arterial y el colesterol. A largo plazo, puede ayudar a proteger contra enfermedades cardiovasculares, diabetes tipo 2, osteoporosis y muchos tipos de cáncer.

Los expertos estiman que, a nivel mundial, comer de forma más saludable podría prevenir una de cada cinco muertes y ayudar a proteger nuestro planeta en el futuro. En pocas palabras, el conocimiento de la nutrición es el primer paso hacia una vida más saludable, más larga y más sostenible.

¿QUÉ SON LOS ALIME

N T O S

Necesitamos comer para seguir vivos. Junto con el agua, los alimentos son fundamentales para la vida. Proporcionan la energía que nuestros órganos necesitan para funcionar eficazmente, añaden líquido para mantenernos hidratados, y todos sus componentes (proteínas, grasas, carbohidratos, fibra, vitaminas y minerales) trabajan conjuntamente para mantener la vida. Es la asombrosa interacción de estos nutrientes lo que nos mantiene sanos y en buen estado.

LA FUNCIÓN DE LOS ALIMENTOS

Los alimentos son esenciales para la vida. Se definen como cualquier sustancia sólida o líquida que proporciona al cuerpo los materiales básicos que necesita para la producción de energía, el crecimiento y la reparación. Los nutrientes son proteínas, grasas, carbohidratos, vitaminas y minerales. Los alimentos vegetales también aportan fitonutrientes y fibra dietética, que no se clasifican como nutrientes esenciales, aunque favorecen la buena salud. El agua es un requisito básico para la vida y se obtiene de los alimentos y las bebidas.

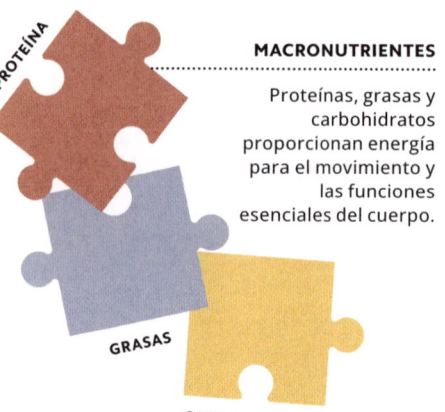

PROTEÍNA

GRASAS

CARBOHIDRATOS

MACRONUTRIENTES

Proteínas, grasas y carbohidratos proporcionan energía para el movimiento y las funciones esenciales del cuerpo.

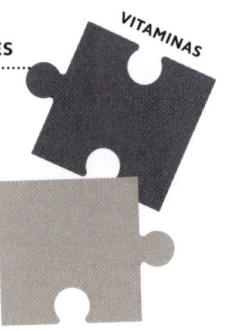

VITAMINAS

MINERALES

MICRONUTRIENTES

Las vitaminas y los minerales se necesitan en pequeñas cantidades, pero siguen siendo esenciales para el desarrollo y el funcionamiento del cuerpo (véase p. 22).

AGUA Alrededor del 60% del cuerpo de un adulto está compuesto de agua. Es vital para la mayoría de las funciones corporales (véase p. 42).

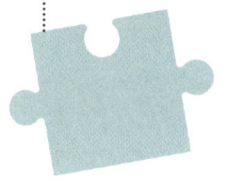

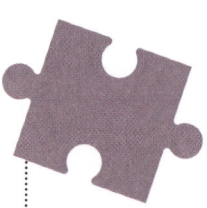

FITONUTRIENTES También conocidos como fitoquímicos, estos compuestos químicos, producidos por las plantas, se han relacionado con muchos beneficios para la salud (véanse pp. 40-41).

FIBRA DIETÉTICA La fibra dietética es un tipo de carbohidrato que no puede ser digerido (véase p. 18). Es esencial para tener un intestino sano (véase p. 106).

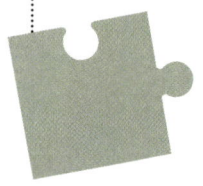

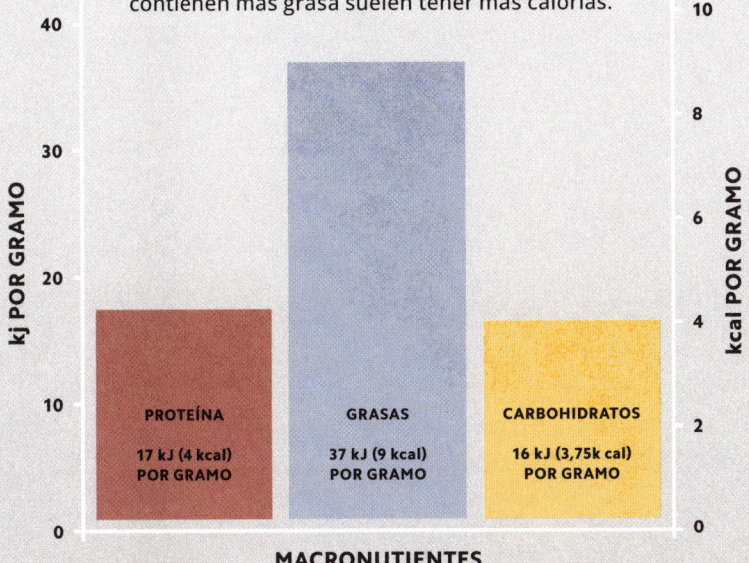

Cálculo de calorías

El valor energético de un alimento depende de su contenido en grasas, proteínas y carbohidratos. Como la grasa contiene por gramo más del doble de calorías que las proteínas o los carbohidratos, los alimentos que contienen más grasa suelen tener más calorías.

kJ POR GRAMO

kcal POR GRAMO

PROTEÍNA

17 kJ (4 kcal) POR GRAMO

GRASAS

37 kJ (9 kcal) POR GRAMO

CARBOHIDRATOS

16 kJ (3,75k cal) POR GRAMO

MACRONUTIENTES

ENERGÍA DE LOS ALIMENTOS

La energía de los alimentos se mide en kilojulios (kJ). Sin embargo, muchos países siguen utilizando kilocalorías (kcal), una medida más antigua que a menudo se abrevia como «calorías». Los tres principales proveedores de energía en la dieta son las proteínas, las grasas y los carbohidratos. La fermentación de algunos tipos de fibra dietética llevada a cabo por parte de las bacterias intestinales en el intestino grueso produce ácidos grasos de cadena corta (véase p. 52), que el cuerpo también usa como energía. Sin embargo, con 8 kJ (2 kcal) por gramo, la fibra dietética contribuye poco a la ingesta energética total. El alcohol aporta energía, con 29 kJ (7 kcal) por gramo.

ENERGÍA ENTRANTE
VS. ENERGÍA SALIENTE

La cantidad de energía (o calorías) que una persona necesita depende de muchos factores (por ejemplo, edad, sexo, niveles de actividad y tamaño y composición corporal). Satisfacer las necesidades energéticas del cuerpo depende de equilibrar la ingesta y el gasto energéticos. Cuando esto ocurre, se mantiene el peso corporal. Sin embargo, cuando una dieta proporciona más energía de la que se gasta (balance energético positivo), la energía extra se utiliza para producir tejido adiposo (grasa), lo que resulta en un aumento de peso. Cuando la ingesta de energía es inferior al gasto (balance energético negativo), el tejido adiposo almacenado se utiliza para satisfacer las necesidades energéticas, lo que provoca la pérdida de peso. Si se agotan las reservas de grasa o la ingesta de energía es baja –por ejemplo, cuando se intenta perder peso–, las proteínas de los músculos se descomponen para suministrar energía.

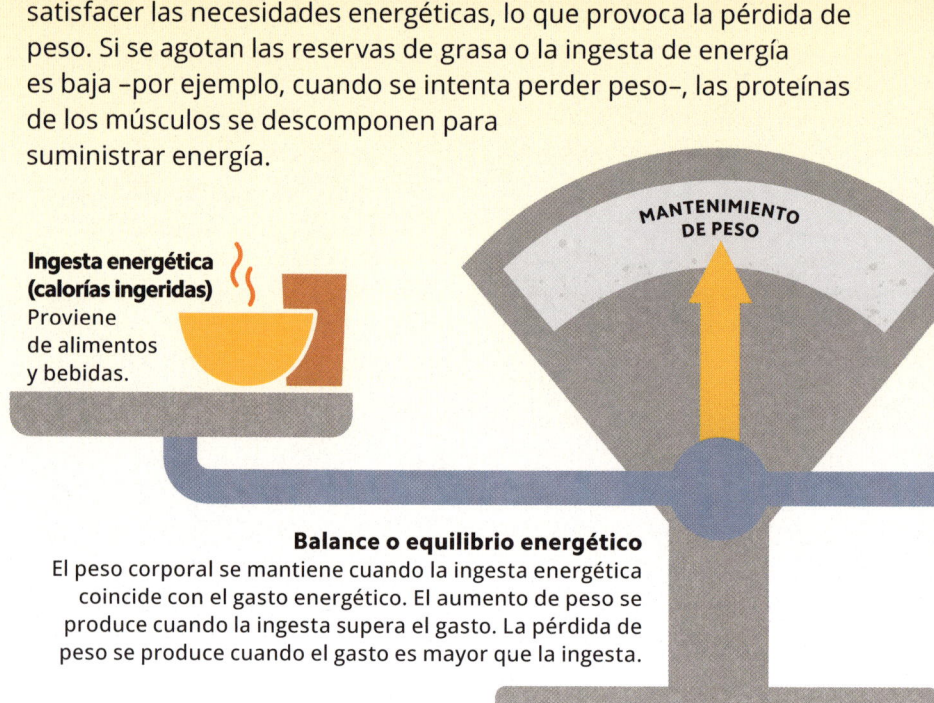

Ingesta energética (calorías ingeridas)
Proviene de alimentos y bebidas.

MANTENIMIENTO DE PESO

Balance o equilibrio energético
El peso corporal se mantiene cuando la ingesta energética coincide con el gasto energético. El aumento de peso se produce cuando la ingesta supera el gasto. La pérdida de peso se produce cuando el gasto es mayor que la ingesta.

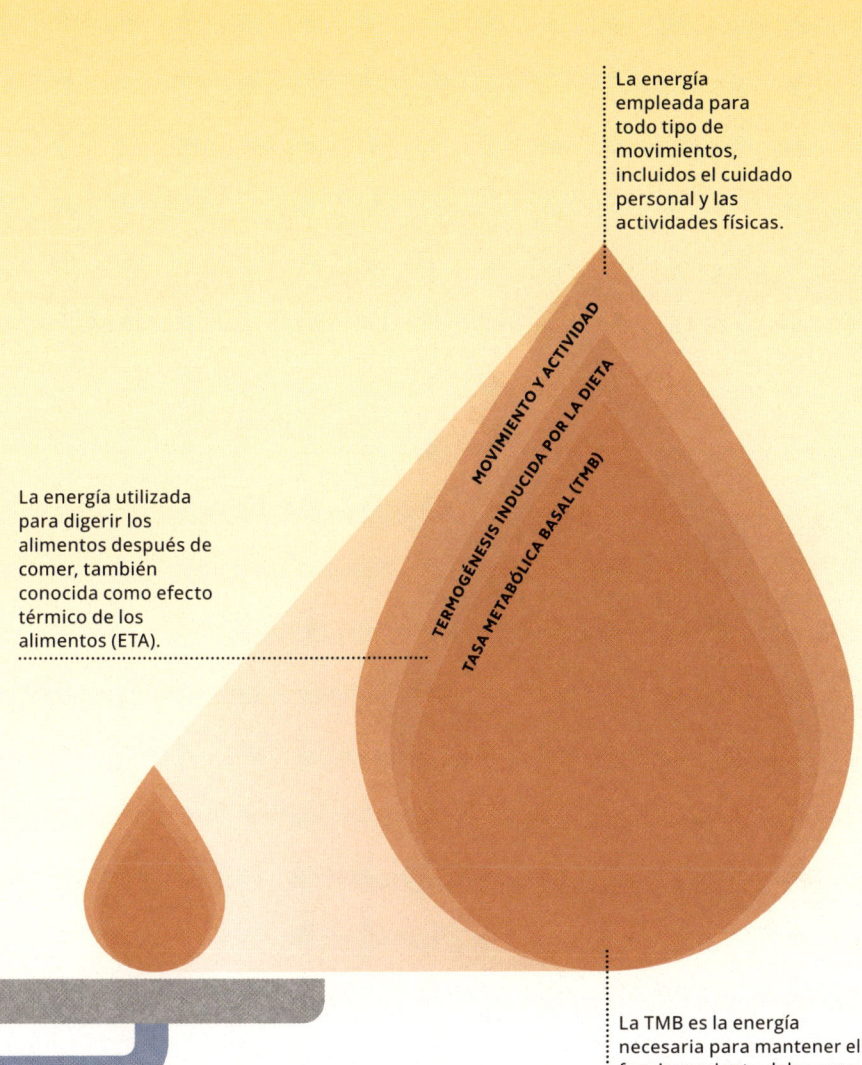

La energía empleada para todo tipo de movimientos, incluidos el cuidado personal y las actividades físicas.

MOVIMIENTO Y ACTIVIDAD

TERMOGÉNESIS INDUCIDA POR LA DIETA

TASA METABÓLICA BASAL (TMB)

La energía utilizada para digerir los alimentos después de comer, también conocida como efecto térmico de los alimentos (ETA).

La TMB es la energía necesaria para mantener el funcionamiento del cuerpo y el cerebro. Representa aproximadamente tres cuartas partes de las necesidades energéticas de una persona. La TMB se ve influida, entre otros factores, por la composición corporal, el sexo, los genes y la edad.

Gasto energético (calorías consumidas)
Consiste en la tasa metabólica basal (TMB) del cuerpo, la termogénesis inducida por la dieta (TID) y todos los movimientos y actividades.

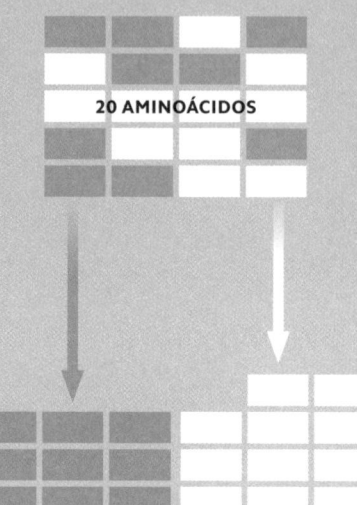

20 AMINOÁCIDOS

Aminoácidos esenciales

Debe suministrarlos la dieta. Algunos alimentos (p. e., carne, aves, pescado, huevos, lácteos, soja, quinoa, trigo sarraceno) contienen los nueve. Otros cereales, legumbres, frutos secos y semillas sólo tienen unos, pero no todos.

Aminoácidos no esenciales

Los puede sintetizar el cuerpo, por lo que no tienen que derivarse de los alimentos. Sin embargo, las proteínas animales y vegetales son fuentes ricas en aminoácidos no esenciales, que favorecen la salud.

BLOQUES DE CONSTRUCCIÓN

Las proteínas están formadas por bloques de construcción llamados aminoácidos. Los seres humanos necesitan 20 aminoácidos diferentes para funcionar correctamente. Nueve no pueden ser producidos por el cuerpo, por lo que deben provenir de los alimentos. Estos se denominan aminoácidos «esenciales» o «indispensables». Los once restantes pueden ser producidos por el cuerpo (o proporcionados por los alimentos), por lo que son aminoácidos «no esenciales» o «prescindibles». Sin embargo, algunos de estos últimos resultan fundamentales en ciertas circunstancias, como el embarazo o la enfermedad, o para los niños, porque sus cuerpos no pueden producir los suficientes para satisfacer sus necesidades. Se denominan aminoácidos «condicionales».

EL PAPEL DE LAS PROTEÍNAS

Existen miles de tipos diferentes de proteínas y cada una tiene un papel específico en el cuerpo; es la combinación y secuencia únicas de aminoácidos lo que determina su función. Las proteínas están presentes en todas las células del cuerpo. Son necesarias para el crecimiento, la reparación y el mantenimiento de los tejidos corporales, y se renuevan y reemplazan continuamente en un proceso llamado recambio proteico. Algunas proteínas tienen una función estructural, como en la piel, el cabello, las uñas, los músculos y los huesos. Otras se utilizan para producir enzimas, hormonas o anticuerpos. Las proteínas también pueden utilizarse para suministrar energía.

Apoyo inmunológico
Los anticuerpos son proteínas que protegen al organismo de bacterias y virus dañinos.

Proveedores de energía
Las proteínas suministran energía al cuerpo cuando hay escasez de grasas y carbohidratos.

Desarrollo muscular
Las proteínas son vitales para desarrollar y mantener la masa muscular.

Función hormonal
Muchas hormonas, como la insulina y la hormona del crecimiento humano, se producen a partir de proteínas.

Actividad enzimática
Las enzimas son proteínas que favorecen miles de reacciones químicas, como las que intervienen en la digestión.

Transportadores moleculares
Muchas proteínas actúan como transportadores (por ejemplo, la hemoglobina es una proteína que lleva el oxígeno de los pulmones a las células).

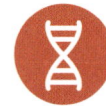

Expresión génica
Los genes proporcionan instrucciones para elaborar proteínas específicas que construyen el cuerpo (por ejemplo, determinan el color de los ojos y la altura).

Soporte estructural
Algunas proteínas confieren fuerza, rigidez o elasticidad a células y tejidos (por ejemplo, la queratina en el cabello y las uñas, y el colágeno en los huesos, tendones y piel).

Todas las cadenas de ácidos grasos tienen un grupo de átomos de carbono, oxígeno e hidrógeno en un extremo.

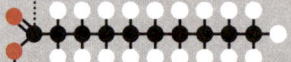

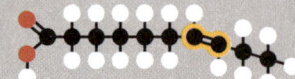

Ácidos grasos saturados
Todos los átomos de carbono están unidos a átomos de hidrógeno por enlaces simples, como el ácido palmítico y el ácido esteárico de la mantequilla.

Ácidos grasos trans
Uno o más enlaces dobles tienen un átomo de hidrógeno en lados opuestos. Este tipo de ácido graso se forma durante el procesado de alimentos.

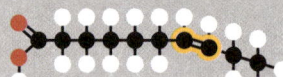

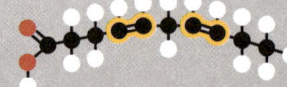

Ácidos grasos monoinsaturados
Un enlace doble une dos átomos de carbono, unidos a dos átomos de hidrógeno adyacentes. El ácido oleico del aceite de oliva es un ejemplo.

Ácidos grasos poliinsaturados
Tienen dos o más enlaces dobles. Entre los ejemplos se encuentran el ácido linoleico en aceites vegetales y el ácido alfa-linolénico en nueces.

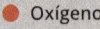 Oxígeno Hidrógeno Carbono 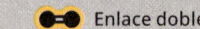 Enlace doble

LA ESTRUCTURA DE LAS GRASAS

Las grasas son compuestos, conocidos como triglicéridos, que están formados por tres ácidos grasos unidos a una unidad de glicerol. Los ácidos grasos se denominan saturados, monoinsaturados o poliinsaturados según la estructura de sus moléculas de carbono e hidrógeno (véase arriba). Las grasas sólidas suelen contener más ácidos grasos saturados, que pueden contribuir a elevar los niveles de colesterol en sangre; la mayoría de las grasas blandas o líquidas contienen más ácidos grasos insaturados, que son esenciales para la buena salud. Los ácidos grasos trans son insaturados, pero su estructura hace que se comporten más como grasas saturadas, por lo que pueden elevar el colesterol en sangre.

EL PAPEL DE LAS GRASAS

Las grasas proporcionan al cuerpo una fuente concentrada de energía. Cuando las necesidades energéticas quedan satisfechas, el exceso se almacena en el tejido adiposo, que protege y acolcha los órganos principales, aísla el cuerpo y proporciona una reserva de energía a la que recurrir cuando aumentan las necesidades o se reduce la ingesta de alimentos. Los ácidos grasos son esenciales para todas las células del cuerpo y, aunque el cerebro contiene mucha agua, las grasas constituyen el 60% de su peso seco. Las grasas transportan las vitaminas liposolubles A, D, E y K por todo el cuerpo, y también suministran ácido linoleico y ácido alfa-linolénico, grasas esenciales que el cuerpo necesita para crecer, pero que no puede producir por sí mismo.

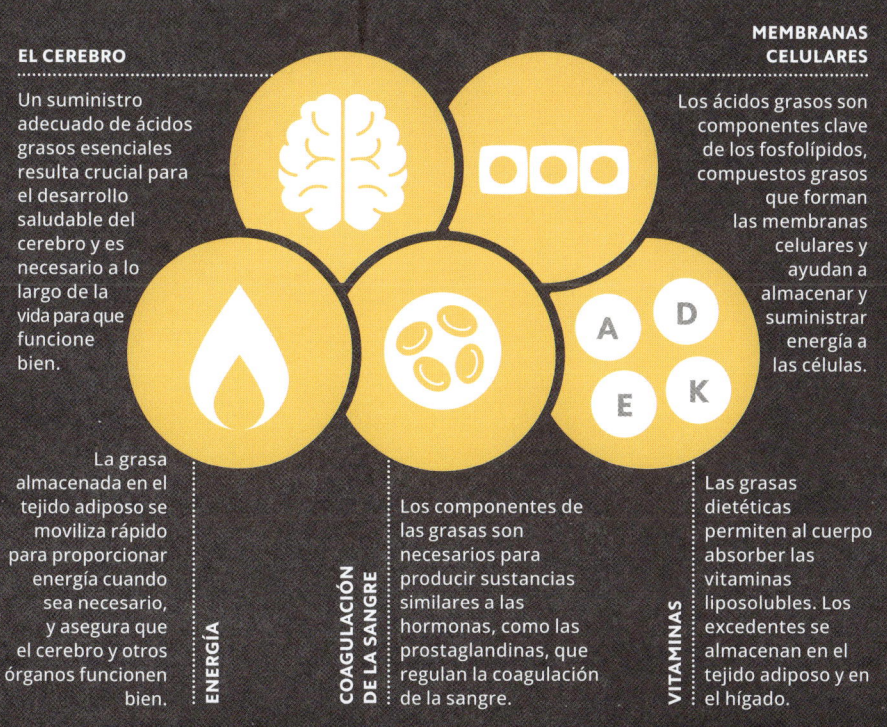

EL CEREBRO

Un suministro adecuado de ácidos grasos esenciales resulta crucial para el desarrollo saludable del cerebro y es necesario a lo largo de la vida para que funcione bien.

MEMBRANAS CELULARES

Los ácidos grasos son componentes clave de los fosfolípidos, compuestos grasos que forman las membranas celulares y ayudan a almacenar y suministrar energía a las células.

ENERGÍA

La grasa almacenada en el tejido adiposo se moviliza rápido para proporcionar energía cuando sea necesario, y asegura que el cerebro y otros órganos funcionen bien.

COAGULACIÓN DE LA SANGRE

Los componentes de las grasas son necesarios para producir sustancias similares a las hormonas, como las prostaglandinas, que regulan la coagulación de la sangre.

VITAMINAS

Las grasas dietéticas permiten al cuerpo absorber las vitaminas liposolubles. Los excedentes se almacenan en el tejido adiposo y en el hígado.

CARBOHIDRATOS SIMPLES Y COMPLEJOS

Los carbohidratos se producen en las hojas de las plantas durante la fotosíntesis, a menudo a partir de una sola molécula de glucosa (azúcar). Se clasifican según la longitud de la cadena que se forma cuando las moléculas de glucosa se unen químicamente. Los que tienen una o dos moléculas o unidades (véase a la derecha) se describen como carbohidratos simples; los que tienen tres o más se llaman carbohidratos complejos. Estos últimos se pueden dividir en dos categorías más: oligosacáridos y polisacáridos.

La longitud de la cadena determina la rapidez con la que se descompone y digiere el carbohidrato. La fibra dietética es un carbohidrato complejo que no puede descomponerse en moléculas de azúcar en el intestino delgado. Es importante en la salud intestinal (véase p. 106).

Cadenas de azúcares

Los carbohidratos simples (indicados en blanco) son los bloques de construcción básicos de carbohidratos más grandes y complejos (indicados en amarillo).

SIMPLE

COMPLEJO

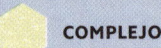

UNA UNIDAD
Los monosacáridos suelen denominarse azúcares simples. Hay tres tipos.

GLUCOSA
p. e., miel

FRUCTOSA
p. e., fruta

GALACTOSA
p. e., lácteos

DOS UNIDADES
También conocidos como disacáridos, se forman cuando se unen dos unidades de monosacáridos. Hay tres tipos.

MALTOSA
p. e., melaza, cerveza

SACAROSA
p. e., remolacha azucarera

LACTOSA
p. e., lácteos

MÚLTIPLES UNIDADES
Los oligosacáridos tienen entre tres y diez moléculas de largo. Los polisacáridos contienen más de diez y, a menudo, miles.

ALMIDÓN
p. e., arroz patata

GLUCÓGENO
glucosa almacenada en el cuerpo

CELULOSA
paredes celulares vegetales

Energía instantánea

La glucosa viaja en la sangre hasta las células. A medida que aumentan los niveles de glucosa en sangre, se libera insulina, y se recargan las células. Luego, la insulina ayuda a almacenar el exceso de glucosa en el hígado y los músculos, o en forma de grasa si estas reservas están llenas.

Almacenamiento en el hígado

La glucosa se almacena en forma de glucógeno en el hígado y se vuelve a convertir rápidamente en glucosa cuando se necesita energía. Durante el ayuno, el glucógeno hepático durará de 12 a 18 horas, tras el cual el cuerpo utilizará la energía de las reservas de grasa y proteínas.

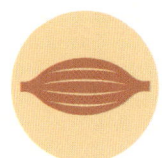

Almacenamiento en los músculos

Los músculos también almacenan glucosa en forma de glucógeno. Se puede disponer de ella con rapidez si de repente se necesita glucosa para suministrar energía, por ejemplo, al hacer ejercicio.

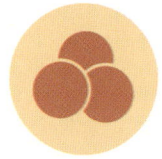

Almacenamiento de grasa

Cuando las células están completamente alimentadas y las reservas de glucógeno del hígado y los músculos están llenas, la glucosa sobrante se utiliza para producir ácidos grasos, que se almacenan en forma de grasa corporal.

EL ROL DE LOS CARBOHIDRATOS

Suministran energía al organismo. Durante la digestión, los carbohidratos se descomponen en glucosa, que se utiliza para alimentar las células y los órganos del cuerpo. El cerebro es el que más energía demanda y necesita un suministro continuo de glucosa para sus células nerviosas. El cuerpo también almacena pequeñas cantidades de glucosa en el hígado y los músculos en forma de glucógeno (muchas moléculas de glucosa conectadas). Cualquier exceso de glucosa se convierte en ácidos grasos, que se almacenan en el tejido adiposo (grasa corporal). La fibra dietética no se puede descomponer en moléculas de glucosa, pero ayuda a regular el uso de la glucosa controlando el hambre y el azúcar en sangre.

¿QUÉ ES LA FIBRA?

La fibra dietética es un término genérico que engloba el variado grupo de carbohidratos no digeribles presentes en los alimentos vegetales. Todos ellos pasan al intestino grueso, donde son descompuestos por las bacterias intestinales «buenas». Los prebióticos son tipos de fibra que estimulan el crecimiento de estas bacterias. Hasta hace poco, la fibra solía denominarse «soluble» o «insoluble», pero ahora se clasifica según sus propiedades, entra las que figuran su viscosidad (si forma un gel en el intestino), que afecta a la absorción de nutrientes, y su fermentabilidad, que afecta a las bacterias intestinales. Para beneficiarse de los distintos tipos de fibra, lo mejor es comer una amplia variedad de vegetales. Al igual que la fibra, el almidón resistente no se digiere en el intestino delgado y sirve de alimento a las bacterias del intestino grueso, lo que tiene muchos beneficios similares para la salud.

FUENTES DE FIBRA Y ALMIDÓN RESISTENTE

Betaglucanos
p. e., avena y cebada

Celulosa y hemicelulosa
p. e., cereales, frutas, verduras y frutos secos

Gomas y mucílagos
p. e., semillas y extractos de algas

Lignanos
p. e., cáscaras de cereales y apio

Oligosacáridos e inulina
p. e., cebollas, puerros, espárragos, legumbres y achicoria

Pectinas
p. e., frutas, verduras, frutos secos, legumbres y patatas

Almidón resistente
p. e., patatas y pasta cocidas y refrigeradas, cereales y legumbres

Reduce el colesterol en sangre

Ciertos tipos de fibra se unen al colesterol e inhiben su absorción. Mantener los niveles de colesterol dentro de unos límites saludables reduce el riesgo de enfermedades cardiovasculares e ictus.

Mejora el control de la glucosa

La fibra ralentiza la absorción de glucosa. Una buena ingesta guarda relación con un menor riesgo de diabetes de tipo 2.

Posiblemente favorece la saciedad

Mejorar la saciedad ayuda a quitar el hambre. Esto ayuda a prevenir el aumento de peso, que puede conducir a la obesidad y a problemas de salud relacionados.

Favorece la salud intestinal

La fermentación bacteriana de la fibra da lugar a la producción de ácidos grasos de cadena corta, que pueden ayudar a proteger contra el cáncer colorrectal.

Beneficios para la salud

Consumir abundante fibra y almidón resistente de diversas fuentes vegetales proporciona al organismo los beneficios de cada tipo de fibra, ofreciendo protección contra diversas enfermedades.

Reduce el tiempo de tránsito intestinal y genera heces voluminosas y blandas

Esto ayuda a prevenir el estreñimiento, la enfermedad diverticular y el cáncer colorrectal.

Vitaminas

Hay 13 vitaminas esenciales. Son hidrosolubles o liposolubles, lo que afecta al modo en que se almacenan en el organismo.

Vitamina

Grasas

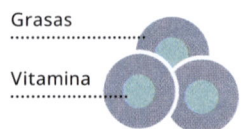

Vitamina

HIDROSOLUBLES

El grupo B y la vitamina C se disuelven en agua y se absorben fácilmente en los tejidos para su uso inmediato. Cualquier exceso se elimina rápidamente con la orina.

LIPOSOLUBLES

Las vitaminas A, D, E y K se absorben más fácilmente en presencia de grasa dietética y se almacenan en el hígado y en el tejido adiposo para su uso futuro.

VITAMINAS Y MINERALES

Las vitaminas y los minerales son esenciales para que nuestro organismo se desarrolle y funcione con normalidad. En conjunto, se conocen como micronutrientes, ya que se necesitan en cantidades pequeñas, a menudo ínfimas. Una dieta sana y equilibrada debería proporcionar toda la gama de micronutrientes necesarios para satisfacer todas las necesidades y prevenir las carencias (que pueden provocar problemas de salud graves), aunque hay momentos en la vida en los que puede ser necesario tomar suplementos (véase p. 83). El uso de suplementos debe seguir siempre los consejos de un profesional de la salud o las pautas de dosificación del envase.

Minerales

Se dividen en dos grupos: macrominerales y oligoelementos, según la cantidad necesaria para la salud.

MACROMINERALES

Necesarios en grandes cantidades, incluyen calcio, fósforo, potasio, sodio, cloro, magnesio y azufre.

OLIGOELEMENTOS

Necesarios en pequeñas cantidades: hierro, zinc, cobre, manganeso, selenio, yodo, flúor, cromo y molibdeno.

Hay dos formas de vitamina A: el retinol, que se encuentra en los alimentos de origen animal, y los carotenoides (p. e., el betacaroteno), que se encuentran en las verduras de hoja verde y en las frutas y verduras de color naranja, rojo y amarillo. El retinol también se denomina vitamina A «preformada», ya que es la forma activa de la vitamina, mientras que los carotenoides (también llamados provitamina A) tienen que convertirse en retinol antes de ser utilizados por el organismo. Este nutriente es esencial para una buena visión (sobre todo con poca luz), además de ser vital para la función inmunitaria, una piel sana y el mantenimiento de las mucosas (por ejemplo, el revestimiento de la nariz, la boca, los pulmones y el estómago). La deficiencia de vitamina A constituye un grave problema de salud en los países en desarrollo y puede provocar una mayor propensión a infecciones, infertilidad, retraso del crecimiento, problemas cutáneos y ceguera nocturna. Por el contrario, cantidades excesivas pueden ser potencialmente perjudiciales a la hora de intentar concebir y durante el embarazo (véase p. 94).

FUENTES PRINCIPALES

PRODUCTOS LÁCTEOS ENTEROS (RETINOL)

HUEVOS (RETINOL)

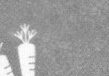

VERDURAS Y FRUTAS NARANJAS/ROJAS/ AMARILLAS (BETACAROTENO)

VERDURAS DE HOJA VERDE (BETACAROTENO)

FUNCIONES PRINCIPALES

BENEFICIA LA VISIÓN

AYUDA AL SISTEMA INMUNITARIO

FAVORECE UNA PIEL SANA

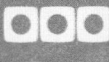

MANTIENE LAS MEMBRANAS MUCOSAS

LAS MULTITAREA

No existe una única vitamina, sino que varias vitaminas con propiedades y funciones similares conforman el grupo B. Sus principales funciones son convertir los alimentos en energía, contribuir a la función nerviosa y cerebral, y producir glóbulos rojos. Las vitaminas del grupo B se encuentran en muchos alimentos (véanse ejemplos en la tabla), por lo que una dieta variada suele cubrir las necesidades. Sin embargo, como la vitamina B12 sólo se encuentra de forma natural en los productos animales, las personas que siguen una dieta vegana pueden necesitar un suplemento. Las autoridades sanitarias de muchos países (por ejemplo, Reino Unido, Estados Unidos, España y Australia) también recomiendan que las mujeres que quieran quedarse embarazadas y las que se encuentran en el primer trimestre de la gestación tomen un suplemento de ácido fólico (la versión sintética del folato; vitamina B9) para ayudar a prevenir defectos del tubo neural, como la espina bífida, en el feto.

VITAMINA B1 (TIAMINA)	Carnes rojas, cereales integrales, cereales enriquecidos, pan, legumbres, frutos secos, semillas
VITAMINA B2 (RIBOFLAVINA)	Carnes rojas, aves, pescado azul, huevos, lácteos, cereales enriquecidos, setas, micoproteína
VITAMINA B3 (NIACINA)	Carnes rojas, aves, pescado blanco y azul, marisco, cereales integrales, cereales enriquecidos, pan, soja, frutos secos, semillas
VITAMINA B5 (ÁCIDO PANTOTÉNICO)	Carnes rojas, aves, marisco, huevos, lácteos, cereales enriquecidos, frutos secos, semillas, setas
VITAMINA B6 (PIRIDOXINA)	Carnes rojas, aves, pescado blanco y azul, cereales enriquecidos, soja, frutos secos, semillas
VITAMINA B7 (BIOTINA)	Pescado blanco, huevos, soja, frutos secos, semillas, setas, micoproteína
VITAMINA B9 (FOLATO)	Verduras de hoja verde, huevos, cereales enriquecidos, frutos secos, semillas, micoproteína
VITAMINA B12 (COBALAMINA)	Carnes rojas, aves, pescado blanco y azul, marisco, huevos, lácteos, cereales enriquecidos

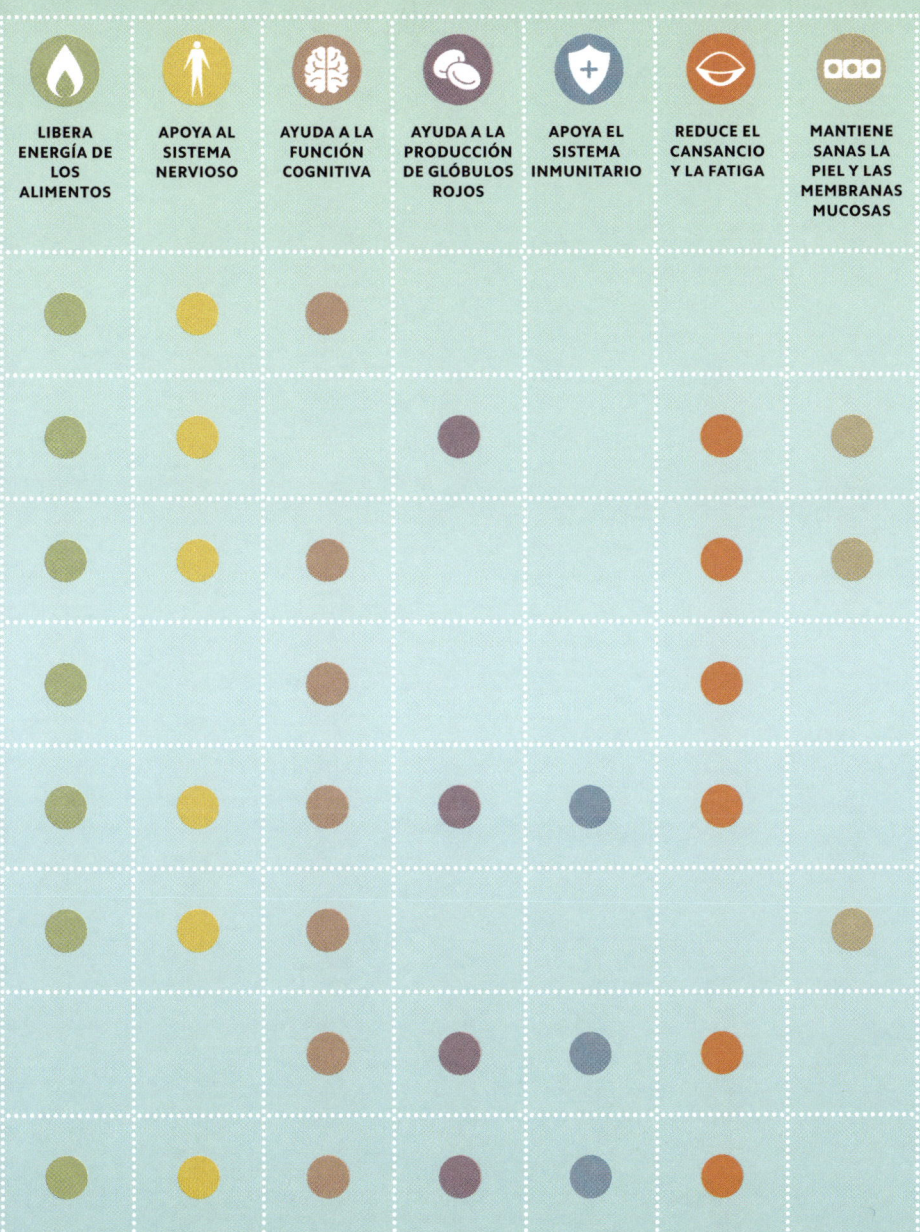

FUENTES PRINCIPALES

CÍTRICOS

PIMIENTOS

FRUTOS
ROJOS

VERDURAS DE
HOJA VERDE

EL SISTEMA INMUNITARIO

La vitamina C ayuda al sistema inmunitario a combatir infecciones y es esencial para la producción de colágeno, una proteína que cura las heridas y da estructura y fuerza a piel, huesos, cartílagos, vasos sanguíneos, dientes y encías. La vitamina C favorece el sistema nervioso, se ha relacionado con el bienestar psicológico y, como antioxidante, protege a las células de los daños. También ayuda al cuerpo a absorber el hierro de los alimentos vegetales, por lo que es un nutriente útil para las dietas basadas en plantas (véase p. 124). Su carencia puede provocar escorbuto. En grandes dosis, es poco probable que sea perjudicial, pero hay riesgo de cálculos renales.

FUNCIONES PRINCIPALES

AYUDA AL
SISTEMA
INMUNITARIO

AYUDA AL
SISTEMA
NERVIOSO

FAVORECE LOS
ANTIOXIDANTES

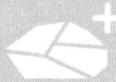

AYUDA A LA
ABSORCIÓN
DE HIERRO

FUENTES PRINCIPALES

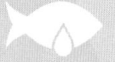

PESCADO AZUL

HUEVOS

CEREALES ENRIQUECIDOS

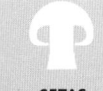

SETAS ENRIQUECIDAS CON RADIACIÓN UV

La vitamina D también se conoce como la vitamina del sol, porque, aunque está presente en algunos alimentos, la mayor parte la obtenemos cuando nuestra piel se expone a la luz solar directa. Ayuda al organismo a absorber el calcio y el fósforo de los alimentos, que son fundamentales para el desarrollo óseo en la infancia (una carencia puede causar raquitismo) y la fortaleza de los huesos en la edad adulta (una carencia puede causar osteoporosis). También es esencial para regular la inflamación y la función inmunitaria, así como servir de apoyo a la función muscular. La falta de vitamina D es una de las deficiencias nutricionales más comunes en el mundo, y las autoridades sanitarias suelen recomendar suplementos en invierno. Sin embargo, un exceso de vitamina D puede debilitar los huesos y dañar riñones y corazón.

LA VITAMINA DEL SOL

FUNCIONES PRINCIPALES

MANTIENE LOS HUESOS SANOS

MANTIENE LA FUNCIÓN MUSCULAR

AYUDA AL SISTEMA INMUNITARIO

MANTIENE LOS DIENTES SANOS

La vitamina E se encuentra en la membrana de las células, donde actúa como antioxidante, ayudando a neutralizar las moléculas llamadas radicales libres que pueden dañar las células. También refuerza el sistema inmunitario, y algunas investigaciones sugieren que una buena ingesta puede proteger contra las enfermedades cardiacas, el Alzheimer y la degeneración macular asociada a la edad. Sin embargo, los resultados en forma de suplementos son desiguales. Al ser una vitamina liposoluble, el organismo puede almacenarla para el futuro; una carencia, aunque rara, puede debilitar la inmunidad. Un exceso de vitamina E en forma de suplemento puede aumentar el riesgo de hemorragias.

EL DEFENSOR CELULAR

FUENTES PRINCIPALES

ACEITE VEGETAL

SEMILLAS

FRUTOS SECOS

AGUACATE

FUNCIONES PRINCIPALES

APOYA A LOS ANTIOXIDANTES

AYUDA AL SISTEMA INMUNITARIO

AYUDA AL SISTEMA NERVIOSO

BENEFICIA LA VISIÓN

EL NUTRIENTE DE LA COAGULACIÓN

La vitamina K es esencial para la coagulación de la sangre. Como los bebés nacen con deficiencia de vitamina K, se les administra una inyección de la misma al poco de nacer. La vitamina K también interviene en la salud de los huesos y las articulaciones, ya que contribuye al funcionamiento eficaz de varias proteínas de los huesos y los cartílagos. Asimismo, previene la calcificación de las arterias, manteniendo sanos los vasos sanguíneos. La principal forma de vitamina K es la filoquinona o vitamina K1, presente en las verduras de hoja verde y la soja. La otra forma, la menaquinona o vitamina K2, la producen las bacterias del intestino y está presente en alimentos fermentados y productos de origen animal. La vitamina K se descompone rápidamente en el organismo, es liposoluble y es raro que se produzca una carencia.

FUENTES PRINCIPALES

VERDURAS DE HOJA VERDE (K1)

SOJA (K1)

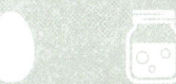

HUEVOS (K2)

ALIMENTOS FERMENTADOS (K2)

FUNCIONES PRINCIPALES

FACILITA LA COAGULACIÓN SANGUÍNEA

MANTIENE LOS HUESOS EN BUEN ESTADO

MANTIENE LAS ARTICULACIONES EN BUEN ESTADO

MANTIENE LOS VASOS SANGUÍNEOS EN BUEN ESTADO

FUENTES PRINCIPALES

FRUTA DESHIDRATADA

AGUACATE

PATATAS

PLÁTANOS

FUNCIONES PRINCIPALES

REGULA LOS NIVELES DE LÍQUIDOS

REGULA LA PRESIÓN SANGUÍNEA

AYUDA AL SISTEMA NERVIOSO

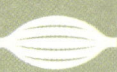
MANTIENE LA FUNCIÓN MUSCULAR

EL REGULADOR DE LÍQUIDOS

El potasio trabaja en estrecha colaboración con el sodio para mantener el equilibrio de los líquidos en el cuerpo. Mientras que el sodio controla los niveles de líquidos fuera de las células, el potasio ayuda a regularlos en el interior de las mismas. El potasio también disminuye la tensión de las paredes de los vasos sanguíneos, por lo que es esencial para controlar la presión arterial y por eso los alimentos ricos en potasio son una parte clave de la dieta DASH (véase p. 137). El potasio también es necesario para el normal funcionamiento de los nervios y la contracción de los músculos. A veces se hace referencia a él como un electrolito porque, cuando se disuelve en agua, crea una pequeña carga eléctrica que activa varias funciones celulares y nerviosas (por ejemplo, el mantenimiento del equilibrio de líquidos y la contracción muscular). Si los niveles se vuelven demasiado bajos o altos, pueden desarrollarse debilidad muscular y arritmias (ritmos cardíacos anormales).

FUENTES PRINCIPALES

PRODUCTOS LÁCTEOS

TOFU

LECHES VEGETALES ENRIQUECIDAS

PAN

. . . .

FUNCIONES PRINCIPALES

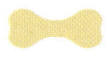

MANTIENE LOS DIENTES EN BUEN ESTADO

MANTIENE LOS HUESOS EN BUEN ESTADO

AYUDA A LA COAGULACIÓN SANGUÍNEA

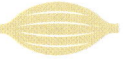

MANTIENE LA FUNCIÓN MUSCULAR

EL FORTALECEDOR DE LOS HUESOS

El calcio es vital para tener dientes y huesos fuertes (en estos últimos se almacena más del 98% del calcio del cuerpo). También es necesario para la coagulación de la sangre, la función muscular, como apoyo a las enzimas digestivas y para la transmisión nerviosa. Si la dieta carece de calcio, el cuerpo repone los niveles en sangre extrayendo calcio de los huesos. Si los huesos tienen falta de calcio, se debilitan y provocan una afección llamada osteoporosis (véase p. 150). El calcio de los productos lácteos se absorbe más fácilmente que el de los alimentos de origen vegetal (véase p. 68). Las legumbres, los frutos secos, las semillas, la fruta deshidratada y las espinacas contienen calcio, pero también oxalatos y/o fitatos, que inhiben su absorción. Sin embargo, las dietas basadas en productos de origen vegetal pueden cubrir las necesidades de calcio con alimentos enriquecidos con calcio.

PRODUCTOS LÁCTEOS

PESCADO

MANTIENE LOS HUESOS EN BUEN ESTADO

MANTIENE LOS DIENTES EN BUEN ESTADO

SEMILLAS

CEREALES INTEGRALES

FACILITA EL FUNCIONAMIENTO DE LA MEMBRANA CELULAR

LIBERA ENERGÍA DE LOS ALIMENTOS

EL AYUDANTE DE LOS HUESOS

El fósforo colabora con el calcio en el mantenimiento de unos huesos y dientes sanos. Es el segundo mineral más abundante en el cuerpo después del calcio, con alrededor del 85% almacenado en el esqueleto y los dientes. El fósforo también desempeña un papel a la hora de suministrar energía para las reacciones en cada célula del cuerpo; la producción, el almacenamiento y la transferencia de energía dependen de que haya una cantidad adecuada. Se encuentra de forma natural en muchos alimentos, pero también proviene de alimentos procesados en forma de fosfatos (añadidos como conservantes, colorantes o emulsionantes), por lo que la mayoría de las personas lo obtienen de manera suficiente en su dieta. Al igual que el calcio, el fósforo se absorbe más fácilmente a partir de los alimentos de origen animal que de los de origen vegetal. Sin embargo, los frutos secos, las semillas y los cereales integrales siguen siendo una buena fuente.

EL ANIMAL DE CARGA

Entre las muchas funciones del magnesio en el organismo figuran mantener la salud de los músculos, ayudar a la contracción muscular, la transmisión de los impulsos nerviosos y una frecuencia cardíaca constante. También mantiene fuertes los huesos y los dientes. El magnesio participa asimismo en más de 300 reacciones enzimáticas, como la formación de proteínas y la regulación de la presión arterial y la glucosa en sangre. Una ingesta baja se ha relacionado con un mayor riesgo de diabetes tipo 2, posiblemente debido a su papel en el control de la glucosa en sangre. Sin embargo, no hay pruebas suficientes que respalden la toma de suplementos, a menos que la dieta sea deficiente. Los signos de carencia incluyen calambres musculares, debilidad y un ritmo cardíaco anormal, pero, dado que el magnesio se encuentra en una amplia gama de alimentos, no es algo habitual.

FUENTES PRINCIPALES

FRUTOS SECOS

SEMILLAS

VERDURAS DE HOJA VERDE

CEREALES INTEGRALES

FUNCIONES PRINCIPALES

MANTIENE LOS HUESOS EN BUEN ESTADO

MANTIENE LOS DIENTES EN BUEN ESTADO

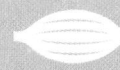

MANTIENE LA FUNCIÓN MUSCULAR

AYUDA AL SISTEMA NERVIOSO

FUENTES PRINCIPALES

CARNES ROJAS

HUEVOS

CEREALES ENRIQUECIDOS

LEGUMBRES

FUNCIONES PRINCIPALES

PRODUCE GLÓBULOS ROJOS

AYUDA A LA FUNCIÓN COGNITIVA

APOYA AL SISTEMA INMUNITARIO

LIBERA ENERGÍA DE LOS ALIMENTOS

EL TRANSPORTADOR DE OXÍGENO

El hierro es esencial para producir hemoglobina, una proteína que hay en los glóbulos rojos que transporta oxígeno por todo el cuerpo. Hay dos tipos diferentes de hierro. La carne proporciona hierro hemo, que el cuerpo absorbe fácilmente. El hierro no hemo, presente en huevos y en alimentos de origen vegetal, se absorbe con menos facilidad, pero siguen siendo una buena fuente, y los estudios demuestran que las dietas basadas en alimentos vegetales bien planificadas cubren las necesidades de hierro. Combinar alimentos no cárnicos ricos en hierro con vitamina C también ayuda a la absorción. El té, el café y el vino tinto contienen taninos que inhiben la absorción del hierro no hemo, por lo que deben consumirse por separado. Una dieta deficiente en hierro significa que se producen menos glóbulos rojos: es lo que se conoce como anemia por deficiencia de hierro (véase la p. 152).

EL TODOTERRENO

El zinc está presente en todas las células del cuerpo y es vital para la división celular, la función inmunológica, la fertilidad, la síntesis de ADN y la producción de proteínas. La renovación y reparación constantes de la piel, el cabello y las uñas dependen del zinc, especialmente la cicatrización de heridas, y este mineral también es necesario para que los ojos, los huesos y el cerebro funcionen correctamente. El zinc presente en la carne, el pescado y el marisco es más fácilmente absorbido por el cuerpo que el zinc de los alimentos vegetales. Los fitatos (un componente natural de las plantas que es especialmente abundante en cereales integrales, frutos secos y semillas) se enlazan con el zinc e inhiben la absorción intestinal. Los cereales en remojo y los germinados reducen los efectos de este enlace, pero las personas que siguen una dieta basada en alimentos vegetales también pueden ayudarse de suplementos.

FUENTES PRINCIPALES

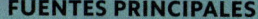

FRUTOS SECOS

MARISCO

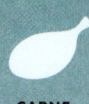

CARNE

CEREALES INTEGRALES

FUNCIONES PRINCIPALES

AYUDA AL SISTEMA INMUNITARIO

AYUDA A LA FERTILIDAD

MANTIENE LA PIEL SANA

BENEFICIA LA VISIÓN

EL LUCHADOR CONTRA LOS RADICALES LIBRES

El selenio es un oligoelemento que se encuentra en la tierra y en el mar, por lo que está presente en el marisco y en la mayoría de los alimentos cultivados en la tierra. Los animales que comen estos alimentos también son una buena fuente. El contenido de selenio de los alimentos depende de los niveles en el suelo, que varían mucho en todo el mundo. Este nutriente desempeña un papel vital en la función tiroidea, que ayuda a controlar el metabolismo, y actúa como antioxidante, destruyendo los radicales libres que, si acumulan, pueden dañar las células (incluido el ADN y las proteínas que contienen) y aumentan el riesgo de enfermedades cardiacas y el cáncer. El selenio también es necesario para el sistema inmunitario y contribuye a la fertilidad por su papel en la producción de esperma.

FUENTES PRINCIPALES

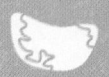

NUECES
(ESPECIALMENTE NUECES DE BRASIL)

PESCADO

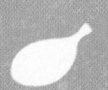

CARNE

SEMILLAS

FUNCIONES PRINCIPALES

REGULA EL METABOLISMO

PROPORCIONA APOYO DE ANTIOXIDANTES

APOYA EL SISTEMA INMUNOLÓGICO

SIDA FERTILIDAD

FUENTES PRINCIPALES

PESCADO

MARISCO

ALGAS

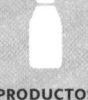

PRODUCTOS
LÁCTEOS

FUNCIONES PRINCIPALES

APOYA EL
CRECIMIENTO

REGULA EL
METABOLISMO

AYUDA A LA
FUNCIÓN
COGNITIVA

APOYA
EL SISTEMA
NERVIOSO

EL REGULADOR
DE LA TIROIDES

El yodo, que se encuentra principalmente en el marisco y los productos animales, es necesario para producir hormonas tiroideas esenciales para el crecimiento y el metabolismo. El bajo nivel de yodo es cada vez prevalente, sobre todo en jóvenes y mujeres embarazadas, y esto es preocupante, ya que incluso una deficiencia leve puede afectar al desarrollo cerebral del bebé durante el embarazo y a su futura capacidad mental y el cociente intelectual. Dado que muchos alimentos ricos en yodo están excluidos de la dieta vegetal (véase p. 124), es necesario evitar una carencia. El pescado y los productos lácteos son buenas fuentes; las algas contienen una alta concentración de yodo, pero no deben consumirse más de una vez a la semana, especialmente durante el embarazo, ya que una cantidad excesiva puede alterar la función tiroidea.

LO MEJOR DEL RESTO

Además del hierro, el zinc, el selenio y el yodo, el cuerpo necesita otros oligoelementos para mantenerse sano. Algunos de ellos (p. e., el cobre, el manganeso y el molibdeno) son esenciales. Otros (p. e., el cromo y el flúor) se recomiendan por sus beneficios para la salud. Aunque no hay pruebas suficientes para proporcionar unas directrices específicas sobre las cantidades necesarias en función de la edad o el sexo, muchos países establecen rangos de cantidades convenientes o de ingestas seguras y adecuadas. También se indican límites máximos, ya que muchos oligoelementos son tóxicos en grandes cantidades.

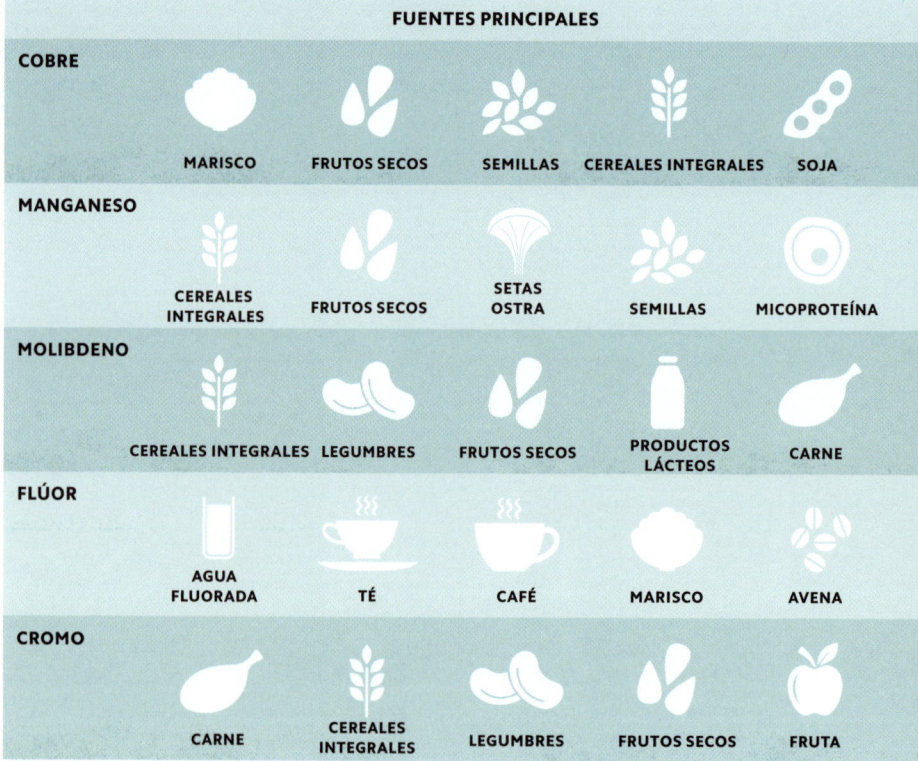

FUENTES PRINCIPALES				
COBRE				
MARISCO	FRUTOS SECOS	SEMILLAS	CEREALES INTEGRALES	SOJA
MANGANESO				
CEREALES INTEGRALES	FRUTOS SECOS	SETAS OSTRA	SEMILLAS	MICOPROTEÍNA
MOLIBDENO				
CEREALES INTEGRALES	LEGUMBRES	FRUTOS SECOS	PRODUCTOS LÁCTEOS	CARNE
FLÚOR				
AGUA FLUORADA	TÉ	CAFÉ	MARISCO	AVENA
CROMO				
CARNE	CEREALES INTEGRALES	LEGUMBRES	FRUTOS SECOS	FRUTA

> **Las deficiencias de oligoelementos son muy raras, ya que el cuerpo solo necesita una pequeña cantidad de cada uno de ellos para gozar de buena salud.**

FUNCIONES PRINCIPALES	NECESARIO SABER
El cobre, vital para los sistemas inmunológico y nervioso, libera energía de los alimentos y transporta el hierro por el cuerpo. También es un antioxidante y mantiene en buen estado el tejido conjuntivo.	Aunque es poco frecuente, una ingesta elevada de zinc (p. e., por el abuso de suplementos en un periodo prolongado) puede interferir en la absorción de cobre, lo que aumenta la probabilidad de padecer una deficiencia de este último.
El manganeso es importante para la salud ósea y para la formación del tejido conjuntivo. También ayuda a liberar energía de los alimentos y actúa como antioxidante.	Los gérmenes ricos en manganeso de los cereales se eliminan durante el refinado (véase la p. 67), por lo que los alimentos refinados tienen aproximadamente tres veces menos manganeso que los integrales.
Este oligoelemento es necesario para las enzimas que intervienen en el metabolismo del ADN y las proteínas. El molibdeno también ayuda a descomponer las sustancias tóxicas y los fármacos en el organismo.	El molibdeno se encuentra en una amplia gama de alimentos. La cantidad puede variar en función de cuánto molibdeno haya en el suelo y el agua donde se cultiva el alimento.
El flúor es importante para la remineralización dental, que fortalece el esmalte y protege los dientes de las caries. También ayuda a mantener los huesos fuertes.	El flúor se añade a menudo a la pasta de dientes y al agua del grifo. En cantidades excesivas, puede causar fluorosis dental (en la mayoría de los casos, pequeñas manchas o líneas) en los niños.
El cromo ayuda a metabolizar las proteínas, las grasas y los carbohidratos de los alimentos, y es necesario para la función insulínica, lo que significa que ayuda a mantener los niveles de glucosa en sangre.	Aunque algunos estudios sugieren que el cromo puede ayudar a combatir la insulinorresistencia y la diabetes de tipo 2, no hay pruebas suficientes que demuestren esta conexión.

COMERSE EL ARCOÍRIS

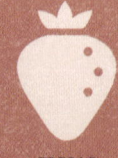

FRESAS

TOMATES

Los fitonutrientes (también llamados fitoquímicos) son sustancias químicas que se producen de forma natural en las plantas. Se suelen concentrar en las capas exteriores, donde ayudan a proteger contra enfermedades, plagas y luz ultravioleta. En las frutas y verduras, a menudo son responsables de los sabores, olores y colores, como el amargor de las verduras de hoja, el aroma picante del ajo y los numerosos y vivos rojos, morados, naranjas y verdes. Las investigaciones demuestran que, cuando se consumen, los fitonutrientes pueden tener beneficios para la salud humana. Por ejemplo, muchos actúan como antioxidantes y, por lo tanto, ayudan a proteger las células del daño causado por los radicales libres (moléculas inestables que son un subproducto del metabolismo). Dado que el color es un indicador del contenido de nutrientes, comerse un arcoíris de coloridos alimentos de origen vegetal garantiza una buena mezcla.

ZANAHORIAS

MAÍZ

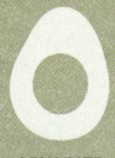

AGUACATE

VERDURAS DE HOJA VERDE

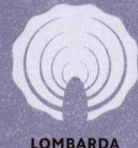

LOMBARDA

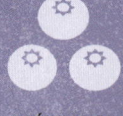

ARÁNDANOS

Existen miles de fitonutrientes y la investigación científica apenas está empezando a comprender todo su potencial.

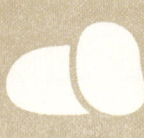

PATATAS

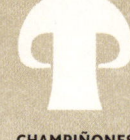

CHAMPIÑONES

Rojo

Algunas frutas y verduras rojas contienen licopeno –que puede proteger contra algunos tipos de cáncer y reducir el colesterol en sangre–, antocianinas (véase más abajo) y ácido elágico, que ayuda a combatir la inflamación y ralentizar el desarrollo del cáncer.

 SANDÍA

 CEREZAS

Naranja/amarillo

Este grupo incluye alfa- y betacaroteno y beta-criptoxantina. Estos carotenoides producen vitamina A, que es importante para la piel, la visión y la función inmunológica, y puede favorecer la salud del corazón y proteger contra algunos tipos de cáncer.

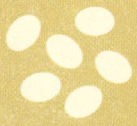 ALBARICOQUES

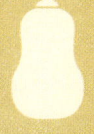 CALABAZA

Verde

Muchas verduras y frutas verdes contienen luteína y zeaxantina, que favorecen la visión y protegen contra la degeneración macular relacionada con la edad, así como glucosinolatos, que pueden ayudar a proteger contra el cáncer y también inhibirlo.

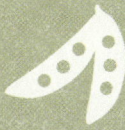 GUISANTES

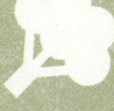 BRÓCOLI

Púrpura/azul

Este color representa los polifenoles, como las antocianinas, relacionadas con una mejor memoria y cognición, y con un corazón saludable, y las betacianinas, que pueden proteger contra bacterias y virus, así como contra algunos tipos de cáncer.

 UVAS

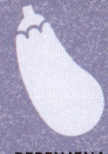 BERENJENAS

Blanco/*beige*

Este grupo incluye la quercetina, que puede ayudar a la circulación y a mantener un corazón saludable, y la alicina, que puede reducir la presión arterial y el colesterol, así como proteger contra algunos tipos de cáncer.

 CEBOLLA

 AJO

El agua es vital para la mayoría de las funciones corporales, incluido el transporte de nutrientes y oxígeno en la sangre, y la eliminación de productos de desecho y toxinas. También lubrica y protege las articulaciones, ayuda a la digestión, mantiene la piel sana y controla la temperatura corporal. Alrededor de tres cuartas partes del cerebro están formadas por agua, por lo que incluso una deshidratación leve puede afectar al desempeño mental y causar dolor de cabeza, confusión y cansancio. La deshidratación prolongada puede provocar estreñimiento, infecciones del tracto urinario y cálculos renales. El cuerpo pierde agua a través de la orina, el sudor y la respiración. El calor, la actividad física, la lactancia materna, los diuréticos, la fiebre y los sofocos de la menopausia aumentan las necesidades de líquidos. La ingesta excesiva de agua diluye la sangre y reduce los niveles de sodio. Conocida como «hiponatremia», puede causar calambres musculares, convulsiones y coma.

EL LÍQUIDO DE LA VIDA

MANTENERSE HIDRATADO

Beber suficiente líquido cada día es esencial para una buena salud. La cantidad que necesita una persona depende de su edad, tamaño, niveles de actividad y el clima en el que vive. Con tantos factores en juego, el consejo popular de beber de 6 a 8 vasos de líquidos al día es una guía aproximada. El agua es la mejor forma de hidratación, pero, a excepción del alcohol, todos los líquidos (incluidos el té, el café, la leche y los refrescos) cuentan para los requerimientos de líquidos. No obstante, es mejor limitar aquellos que tienen un alto contenido de azúcar. El color de la orina puede indicar el grado de hidratación del cuerpo. La de color oscuro es un síntoma de deshidratación. Sin embargo, la roja o marrón oscuro puede indicar la presencia de sangre, por lo que se debe buscar asesoramiento médico.

> **Alrededor de una quinta parte del líquido en las dietas proviene de los alimentos (por ejemplo, una fresa es agua en un 92%).**

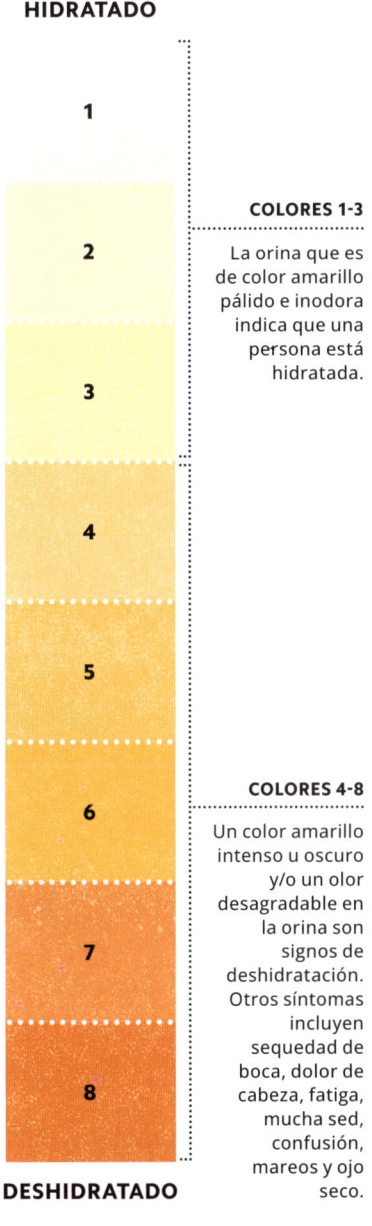

HIDRATADO

1

2

3

4

5

6

7

8

DESHIDRATADO

COLORES 1-3

La orina que es de color amarillo pálido e inodora indica que una persona está hidratada.

COLORES 4-8

Un color amarillo intenso u oscuro y/o un olor desagradable en la orina son signos de deshidratación. Otros síntomas incluyen sequedad de boca, dolor de cabeza, fatiga, mucha sed, confusión, mareos y ojo seco.

DIGEST

ABSOR

DE LOS AL

IÓN Y
CIÓN
IMENTOS

El proceso digestivo convierte los alimentos en energía y nutrientes. Saber cómo trabaja y cómo los diferentes órganos mantienen el sistema digestivo en buen funcionamiento nos ayuda a comprender por qué es importante una buena nutrición. Cada célula del cuerpo utiliza nutrientes para funciones esenciales como la producción de enzimas y hormonas, la construcción y el fortalecimiento de los huesos, y el crecimiento y la reparación de los tejidos. El microbioma intestinal se ha convertido en un importante campo de investigación, ya que se piensa que la composición de sus billones de microbios influye en la salud tanto física como mental.

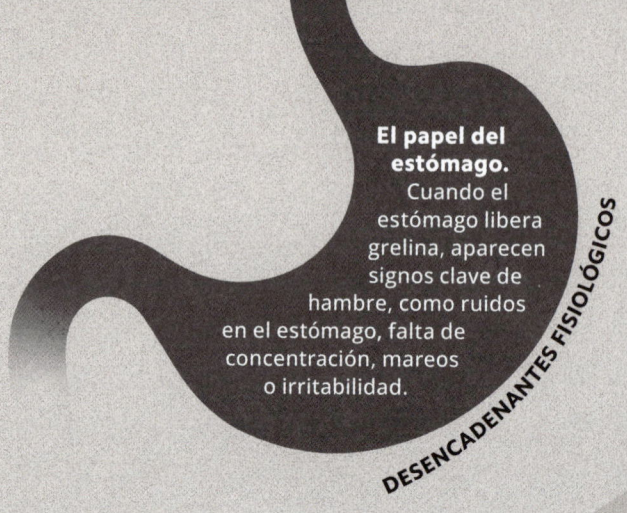

El papel del estómago. Cuando el estómago libera grelina, aparecen signos clave de hambre, como ruidos en el estómago, falta de concentración, mareos o irritabilidad.

DESENCADENANTES FISIOLÓGICOS

EL DESEO DE COMER

El apetito, las ganas de comer o beber, puede ser provocado por factores fisiológicos o psicológicos. El cuerpo necesita energía y nutrientes para sobrevivir, por lo que el cerebro y el estómago están programados para estimular el hambre cuando este último está vacío. Un estómago vacío produce grelina, una hormona que envía señales al cerebro generando hambre. Cuando el estómago está lleno, el cuerpo produce leptina, una hormona que apaga el hambre. Los factores psicológicos, como el estado de ánimo (véase p. 118), así como otros estímulos externos, también pueden producir ganas de comer.

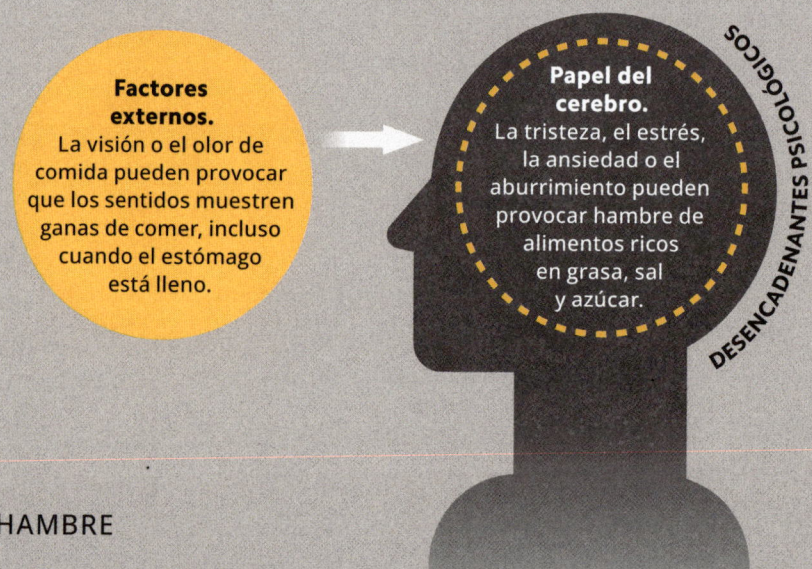

Factores externos. La visión o el olor de comida pueden provocar que los sentidos muestren ganas de comer, incluso cuando el estómago está lleno.

Papel del cerebro. La tristeza, el estrés, la ansiedad o el aburrimiento pueden provocar hambre de alimentos ricos en grasa, sal y azúcar.

DESENCADENANTES PSICOLÓGICOS

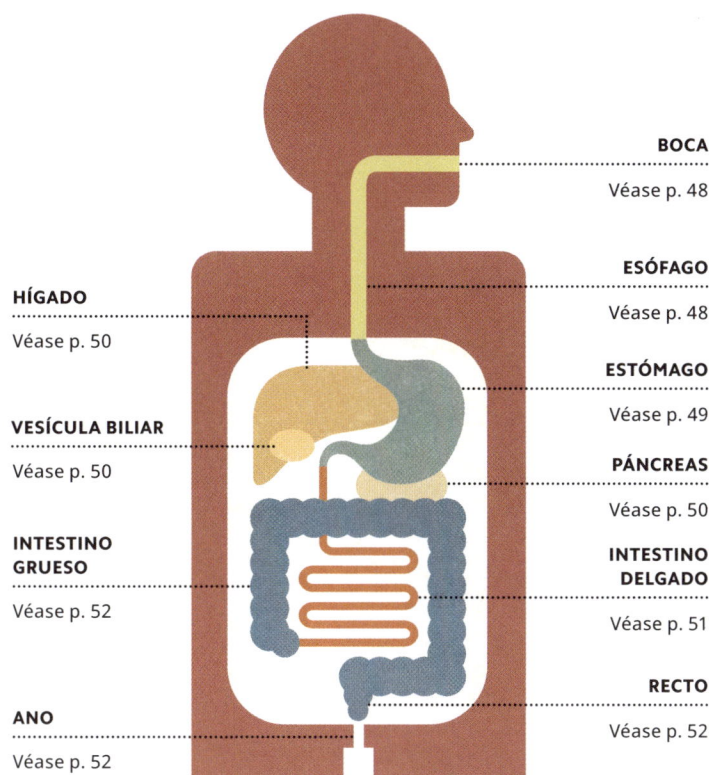

BOCA

Véase p. 48

ESÓFAGO

Véase p. 48

HÍGADO

Véase p. 50

ESTÓMAGO

Véase p. 49

VESÍCULA BILIAR

Véase p. 50

PÁNCREAS

Véase p. 50

INTESTINO GRUESO

Véase p. 52

INTESTINO DELGADO

Véase p. 51

ANO

Véase p. 52

RECTO

Véase p. 52

TRANSFORMAR LOS ALIMENTOS EN NUTRIENTES

La digestión –la transformación de los alimentos en nutrientes que el cuerpo puede utilizar para obtener energía, crecer y repararse– tiene lugar en el tracto gastrointestinal o canal alimentario, que va desde la boca hasta el ano. El proceso comienza en la boca, donde los alimentos se descomponen primero mediante la masticación física y la acción química de las enzimas de la saliva. Continúa en el estómago y el intestino delgado, donde la mayoría de los nutrientes se absorben en el torrente sanguíneo. El intestino grueso procesa cualquier alimento no digerido, extrae agua y compacta los restos en desechos, que se excretan a través del ano.

MASTICAR Y TRAGAR

El proceso digestivo se ve estimulado antes de que la comida entre en la boca. Ver, oler y anticipar los alimentos anima a las glándulas bucales a producir saliva, que contiene enzimas digestivas. Cuando los dientes muerden y mastican la comida, la saliva la humedece y comienza a descomponerla químicamente. Cuando se traga un trozo de comida masticada (bolo), la epiglotis, una especie de válvula cartilaginosa que hay en la garganta, se cierra para asegurar que el bolo vaya al esófago (tubo alimentario) y no a la tráquea (tubo respiratorio) adyacente. El esófago muscular impulsa el bolo hacia el estómago.

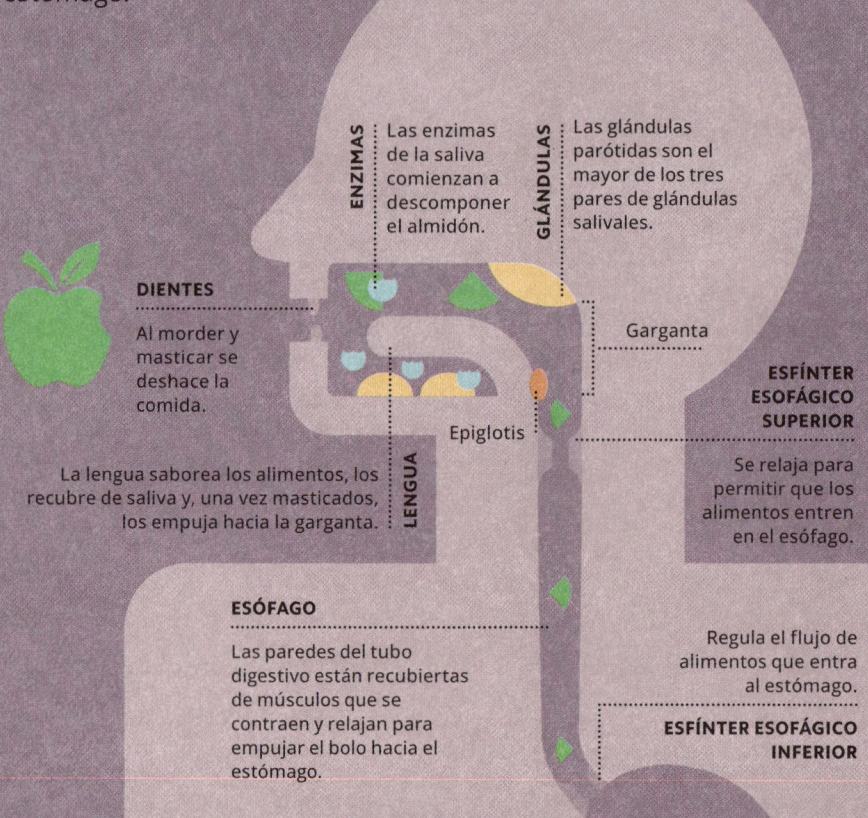

ENZIMAS
Las enzimas de la saliva comienzan a descomponer el almidón.

GLÁNDULAS
Las glándulas parótidas son el mayor de los tres pares de glándulas salivales.

DIENTES
Al morder y masticar se deshace la comida.

Garganta

ESFÍNTER ESOFÁGICO SUPERIOR
Se relaja para permitir que los alimentos entren en el esófago.

Epiglotis

La lengua saborea los alimentos, los recubre de saliva y, una vez masticados, los empuja hacia la garganta.

LENGUA

ESÓFAGO
Las paredes del tubo digestivo están recubiertas de músculos que se contraen y relajan para empujar el bolo hacia el estómago.

Regula el flujo de alimentos que entra al estómago.

ESFÍNTER ESOFÁGICO INFERIOR

DISTRIBUCIÓN DE LOS ALIMENTOS

MÚSCULO

Las paredes del estómago tienen tres capas de músculos lisos –que se extienden longitudinal, lateral y diagonalmente–, que baten los alimentos para descomponerlos y mezclarlos con el jugo gástrico.

JUGO GÁSTRICO

La mucosa del estómago segrega un jugo gástrico ácido para descomponer los alimentos y eliminar los patógenos.

ENZIMA GÁSTRICA

La pepsina, que descompone las proteínas, es la principal enzima gástrica.

ESFÍNTER PILÓRICO

Este esfínter, que es una válvula muscular, controla el flujo de quimo hacia el intestino delgado.

QUIMO

Mezcladas con el jugo gástrico, las partículas alimenticias se convierten en una pasta ácida y pulposa llamada quimo.

Tras salir de la boca, los alimentos tardan unos seis segundos en llegar al estómago, y permanecen en él entre dos y cinco horas, dependiendo de su composición: los alimentos ricos en proteínas y grasas tardan más en digerirse que los carbohidratos simples. Durante este tiempo, los músculos del estómago se contraen y se relajan para remover las partículas alimenticias y mezclarlas con el jugo gástrico, lo que ayuda a descomponerlas aún más. Los alimentos salen del estómago en forma de una pasta semifluida llamada quimo.

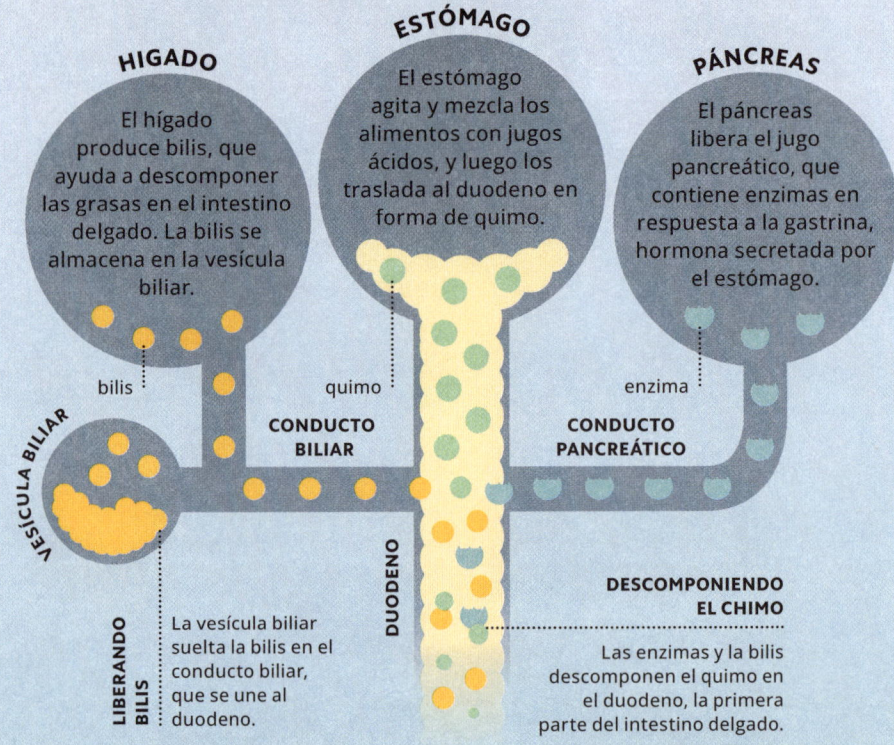

HÍGADO

El hígado produce bilis, que ayuda a descomponer las grasas en el intestino delgado. La bilis se almacena en la vesícula biliar.

ESTÓMAGO

El estómago agita y mezcla los alimentos con jugos ácidos, y luego los traslada al duodeno en forma de quimo.

PÁNCREAS

El páncreas libera el jugo pancreático, que contiene enzimas en respuesta a la gastrina, hormona secretada por el estómago.

bilis

quimo

enzima

CONDUCTO BILIAR

CONDUCTO PANCREÁTICO

VESÍCULA BILIAR

DUODENO

LIBERANDO BILIS

La vesícula biliar suelta la bilis en el conducto biliar, que se une al duodeno.

DESCOMPONIENDO EL CHIMO

Las enzimas y la bilis descomponen el quimo en el duodeno, la primera parte del intestino delgado.

FAVORECER LA DIGESTIÓN

Después de salir del estómago como quimo, los alimentos pasan a la primera parte del intestino delgado, el duodeno. Aquí, la bilis de la vesícula biliar y el jugo pancreático se mezclan con el quimo para ayudar a descomponer las proteínas, las grasas y los carbohidratos.

La liberación de bilis, que el hígado produce y la vesícula biliar almacena, es provocada por la colecistoquinina (CKK), una hormona que se activa cuando los alimentos grasos entran en el duodeno. El jugo pancreático contiene enzimas: lipasa para digerir la grasa, tripsinógeno para digerir las proteínas y los péptidos, y amilasa pancreática para digerir los almidones, además de bicarbonato para neutralizar el quimo ácido.

ABSORCIÓN DE NUTRIENTES

La mayor parte de la digestión y absorción de nutrientes en el torrente sanguíneo tiene lugar en el intestino delgado, la parte más larga del tracto digestivo. La longitud combinada de sus tres secciones –el duodeno, el yeyuno y el íleon, estos dos últimos enrollados– es de unos 7 m. Los alimentos permanecen en el intestino delgado cuatro horas, durante las cuales la bilis y las enzimas los descomponen, liberando nutrientes que pasan al torrente sanguíneo. El intestino delgado está bien abastecido de sangre y su interior está recubierto por miles de vellosidades, diminutas proyecciones en forma de pelo a través de las cuales se pueden absorber los nutrientes y el agua.

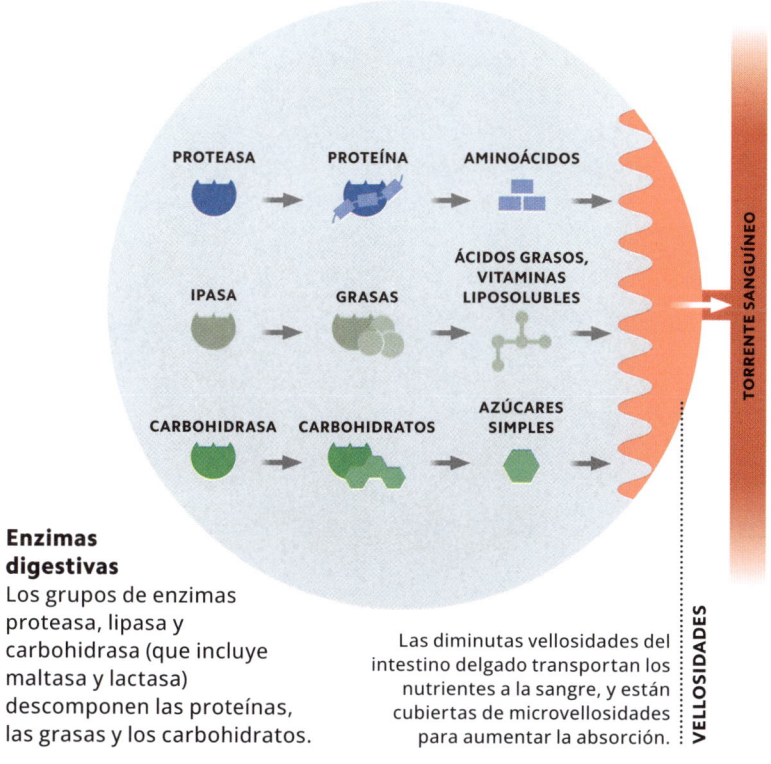

PROTEASA → PROTEÍNA → AMINOÁCIDOS →

IPASA → GRASAS → ÁCIDOS GRASOS, VITAMINAS LIPOSOLUBLES →

CARBOHIDRASA → CARBOHIDRATOS → AZÚCARES SIMPLES →

TORRENTE SANGUÍNEO

VELLOSIDADES

Enzimas digestivas
Los grupos de enzimas proteasa, lipasa y carbohidrasa (que incluye maltasa y lactasa) descomponen las proteínas, las grasas y los carbohidratos.

Las diminutas vellosidades del intestino delgado transportan los nutrientes a la sangre, y están cubiertas de microvellosidades para aumentar la absorción.

PROCESAR LOS RESIDUOS

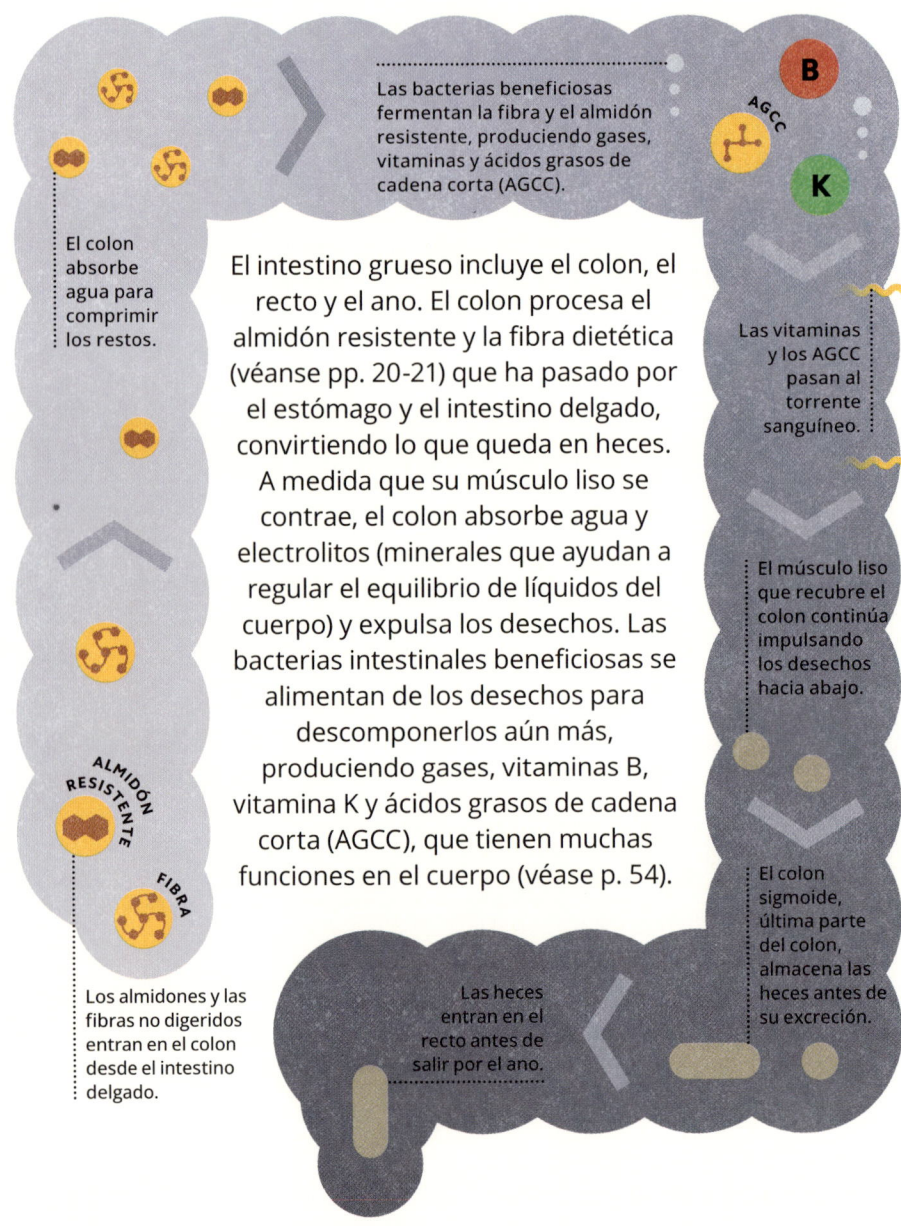

Las bacterias beneficiosas fermentan la fibra y el almidón resistente, produciendo gases, vitaminas y ácidos grasos de cadena corta (AGCC).

B

AGCC

K

El colon absorbe agua para comprimir los restos.

El intestino grueso incluye el colon, el recto y el ano. El colon procesa el almidón resistente y la fibra dietética (véanse pp. 20-21) que ha pasado por el estómago y el intestino delgado, convirtiendo lo que queda en heces. A medida que su músculo liso se contrae, el colon absorbe agua y electrolitos (minerales que ayudan a regular el equilibrio de líquidos del cuerpo) y expulsa los desechos. Las bacterias intestinales beneficiosas se alimentan de los desechos para descomponerlos aún más, produciendo gases, vitaminas B, vitamina K y ácidos grasos de cadena corta (AGCC), que tienen muchas funciones en el cuerpo (véase p. 54).

Las vitaminas y los AGCC pasan al torrente sanguíneo.

El músculo liso que recubre el colon continúa impulsando los desechos hacia abajo.

ALMIDÓN RESISTENTE

FIBRA

El colon sigmoide, última parte del colon, almacena las heces antes de su excreción.

Los almidones y las fibras no digeridos entran en el colon desde el intestino delgado.

Las heces entran en el recto antes de salir por el ano.

Tomar una dosis alta de un mineral puede reducir la absorción de otros.

Los tratamientos pueden afectar a la absorción de nutrientes.

Algunos medicamentos pueden inhibir la absorción de ciertos nutrientes.

MEDICAMENTOS

TERAPIAS CONTRA EL CÁNCER

DIETA MUY BAJA EN GRASAS

DAÑOS INTESTINALES

Una dieta baja en grasas puede impedir la absorción de vitaminas liposolubles.

Las infecciones e inflamaciones intestinales pueden causar malabsorción.

ALCOHOL

COMPONENTES DE LA DIETA

El consumo de alcohol reduce la liberación de enzimas necesarias para la absorción de nutrientes.

ENVEJECIMIENTO

Con la edad, la digestión se vuelve menos efectiva, por lo que cuesta más absorber los nutrientes.

Algunas sustancias químicas vegetales reducen la absorción de ciertos minerales (véase p. 57).

BLOQUEADORES DE NUTRIENTES

Cuando los alimentos se digieren en el tracto gastrointestinal, se descomponen en nutrientes para su absorción en el torrente sanguíneo a fin de proporcionar energía y construir células y tejidos sanos. Dieta sin control, los problemas de salud y los tratamientos médicos se encuentran entre los factores que pueden reducir la capacidad del cuerpo para absorber bien nutrientes. La malabsorción, que puede provocar dolor abdominal, hinchazón y diarrea, puede ser causada por una infección, como la gastroenteritis, o por un problema a largo plazo, como la enfermedad celíaca no tratada (véase p. 146). Una malabsorción crónica puede provocar problemas como pérdida de peso involuntaria, atrofia muscular, deficiencias de vitaminas y minerales, y retraso del crecimiento en los niños.

Las bacterias intestinales beneficiosas sintetizan vitaminas B y vitamina K, que tienen muchas funciones importantes.

VITAMINAS

Los microbios «malos», de alergias e inflamación intestinal desaparecen cuando las bacterias «buenas» son variadas y abundantes.

MICROBIOS NOCIVOS

UN MOTOR MICROBIANO

Alrededor de 100 billones de microbios que viven en el intestino humano, principalmente en el intestino grueso, componen el microbioma intestinal. Su mezcla de bacterias, hongos y virus, que generalmente coexisten sin causar daño, es única para cada individuo. El microbioma intestinal mantiene el intestino sano y tiene otros beneficios de gran alcance para la salud, como el de favorecer el sistema inmunitario. También se comunica con el cerebro –denominado eje intestino-cerebro– por múltiples vías e influye en la función cerebral. El estrés, las enfermedades y los antibióticos pueden alterar el equilibrio de las bacterias intestinales. Comer fruta, verdura, cereales integrales y alimentos fermentados ayuda a mantener un equilibrio saludable (véase p. opuesta).

ALMIDÓN NO DIGERIDO

El almidón resistente alimenta a las bacterias beneficiosas que producen ácidos grasos de cadena corta (AGCC).

ÁCIDOS ÚTILES

Entre las funciones de los AGCC se encuentra fortalecer el revestimiento intestinal para que solo pasen nutrientes a la sangre.

UN EQUILIBRIO SALUDABLE

Se cree que la compleja gama de bacterias, hongos y virus que componen el microbioma intestinal desempeña un papel clave en muchos aspectos de la salud. Su composición se ve influida por factores como la genética, el estilo de vida, la edad y, especialmente, la dieta. Los estudios sugieren que una dieta de base vegetal ayuda a aumentar la diversidad de bacterias «buenas» y mantiene un equilibrio microbiano saludable. Un desequilibrio (disbiosis) puede provocar problemas digestivos, debilitar el sistema inmunitario, enfermedades cardíacas y, según las investigaciones sobre el eje intestino-cerebro (véase p. opuesta), hasta depresión, ansiedad y obesidad.

Buena salud intestinal
Una dieta variada de base vegetal que también incluya alimentos probióticos como el yogur y el chucrut, ayuda a fomentar un equilibrio saludable de bacterias intestinales beneficiosas.

Mala salud intestinal
Una dieta poco variada, especialmente en alimentos de origen vegetal, así como el tabaquismo, el estrés y la falta de sueño pueden agotar las bacterias «buenas» y llevar a una peor salud intestinal.

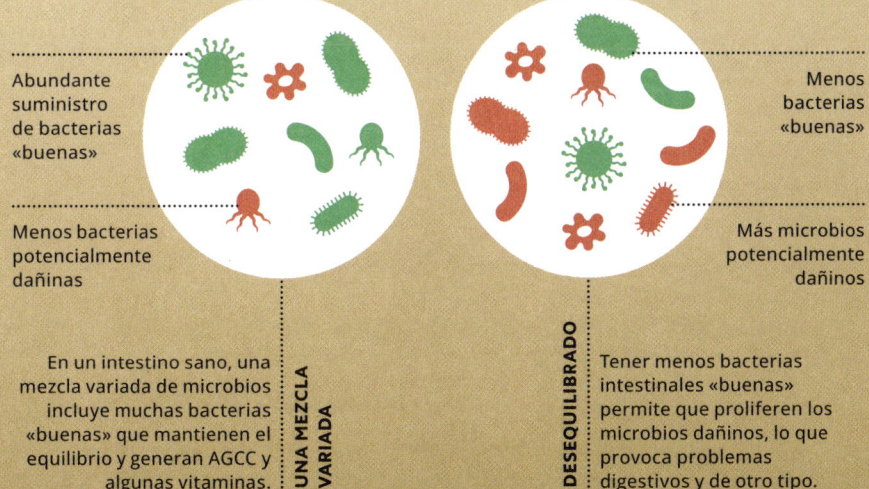

Abundante suministro de bacterias «buenas»

Menos bacterias potencialmente dañinas

En un intestino sano, una mezcla variada de microbios incluye muchas bacterias «buenas» que mantienen el equilibrio y generan AGCC y algunas vitaminas.

UNA MEZCLA VARIADA

Menos bacterias «buenas»

Más microbios potencialmente dañinos

DESEQUILIBRADO

Tener menos bacterias intestinales «buenas» permite que proliferen los microbios dañinos, lo que provoca problemas digestivos y de otro tipo.

MÉTODO PARA AUMENTAR LA BIODISPONIBILIDAD

HIERRO NO HEMO
(p. e., cereales enriquecidos)

+

VITAMINA C
(p. e., zumo de naranja)

VITAMINAS A Y K
(p. e., ensalada de hojas verdes)

+

GRASAS
(p. e., aceite de oliva)

CALCIO
(p. e., queso)

+

VITAMINA D
(p. e., huevos)

LICOPENO
(p. e., tomates)

+

GRASAS
(p. e., aguacate)

PARA AUMENTAR LA ABSORCIÓN DE:

HIERRO	VITAMINAS	CALCIO	CAROTENOIDES
Consumir alimentos ricos en vitamina C, como frutas y verduras, con fuentes de hierro no hemo enriquecidas o de origen vegetal, aumenta la absorción de hierro.	Grasas como el aceite de oliva aumentan la absorción de las vitaminas liposolubles A, D, E y K, y de los fitoquímicos, los cuales se encuentran en gran variedad de alimentos.	La yema del huevo es una fuente de vitamina D, que aumenta la absorción del calcio del queso (u otros alimentos ricos en calcio) cuando se consumen juntos.	Los carotenoides como el licopeno, la luteína, el betacaroteno y la zeaxantina se absorben mejor cuando se consumen con una fuente de grasa, como aceite o aguacate.

COMBINACIONES GANADORAS

El grado en que el cuerpo puede absorber un nutriente se conoce como biodisponibilidad y varía mucho entre los alimentos. Por ejemplo, se absorbe alrededor del 30% del calcio de la leche, pero solo el 5% del de las espinacas. La biodisponibilidad se ve influida por factores como el modo en que interactúan los componentes de los alimentos y la forma química del nutriente. El hierro hemo de la carne, por ejemplo, es más biodisponible que el hierro no hemo de los alimentos de origen vegetal. Comer ciertos alimentos juntos (véase supra) puede ayudar a mejorar la absorción de nutrientes.

UNA BUENA PREPARACIÓN

Aunque algunos nutrientes pueden perderse durante la preparación y cocción de los alimentos (véanse pp. 84-85), estos dos procesos pueden aumentar la biodisponibilidad de otros. Por ejemplo, el cuerpo absorbe más licopeno antioxidante del puré o la salsa de tomate que de los tomates frescos, ya que su procesamiento libera licopeno del tejido vegetal. Cocinar, hacer zumos, picar y aplastar también rompe las paredes celulares de los vegetales, aumentando la cantidad de nutrientes disponibles para su absorción. Poner en remojo los cereales integrales y las legumbres antes de cocinarlos mejora la biodisponibilidad de nutrientes como el hierro, al reducir los fitatos, oxalatos y otras sustancias químicas vegetales –conocidos como «antinutrientes»–, que establecen enlaces con minerales y bloquean su absorción.

Picar y aplastar
El ajo y la cebolla picados o aplastados producen alicina, una enzima que se cree beneficiosa para la salud del corazón.

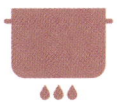

Cocinar
Al ablandar las duras paredes celulares de frutas y verduras, la cocción hace que algunos nutrientes sean más biodisponibles.

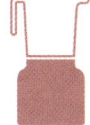

Exprimir y procesar
A medida que se descomponen las paredes celulares, ciertos nutrientes de alimentos de origen vegetal exprimidos o procesados son más fáciles de absorber.

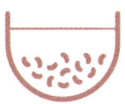

Poner en remojo
Poner en remojo las legumbres y los cereales ayuda a reducir las sustancias químicas vegetales que bloquean la absorción de nutrientes.

ESCOG
ALIMEN
SALUD

ER
TOS
ABLES

Saber qué alimentos proporcionan los nutrientes que el cuerpo necesita es clave para elegir una dieta saludable. Algunos alimentos, como los ultraprocesados, ofrecen pocas vitaminas y minerales, pero contienen muchas calorías, grasas saturadas, azúcar y/o sal, mientras que frutas, verduras y cereales integrales aportan una amplia variedad de nutrientes que nos mantienen sanos. Las investigaciones científicas modernas indican que lo mejor para una salud óptima es seguir una dieta equilibrada que incluya, principalmente, la mayor variedad posible de alimentos de origen vegetal, con menos carne y productos lácteos (si se consumen) y limitación de azúcar y sal añadidas.

COMA MÁS POR MENOS

La densidad de energía se mide por el número de calorías en un gramo de alimento (kcal/g). Los alimentos con un alto contenido en grasas y azúcar, y poca agua (por ejemplo, patatas fritas, pasteles, chocolate) son densos en energía, pero con pocos nutrientes esenciales. Los alimentos con una baja densidad de energía aportan menos kcal/g, por lo que ayudan a las personas a controlar su peso. Muchos estudios sugieren que la saciedad está relacionada con la cantidad de comida ingerida, lo que respalda la idea de que grandes porciones de alimentos de baja densidad de energía, como frutas y verduras, normalmente con un alto contenido en agua o fibra, pueden ser clave para lograr una pérdida de peso saludable.

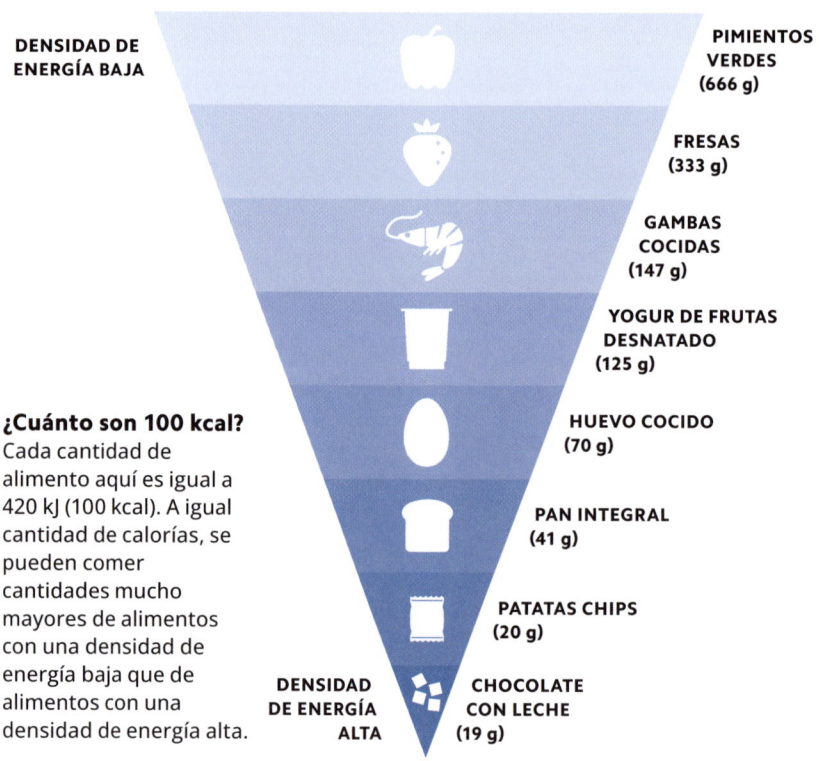

DENSIDAD DE
ENERGÍA BAJA

PIMIENTOS
VERDES
(666 g)

FRESAS
(333 g)

GAMBAS
COCIDAS
(147 g)

YOGUR DE FRUTAS
DESNATADO
(125 g)

¿Cuánto son 100 kcal?
Cada cantidad de alimento aquí es igual a 420 kJ (100 kcal). A igual cantidad de calorías, se pueden comer cantidades mucho mayores de alimentos con una densidad de energía baja que de alimentos con una densidad de energía alta.

HUEVO COCIDO
(70 g)

PAN INTEGRAL
(41 g)

PATATAS CHIPS
(20 g)

DENSIDAD
DE ENERGÍA
ALTA

CHOCOLATE
CON LECHE
(19 g)

CADA BOCADO CUENTA

Los alimentos con muchos nutrientes en relación con su contenido calórico se describen como densos en nutrientes o ricos en nutrientes, en referencia a nutrientes como proteínas y grasas saludables, además de fibra y micronutrientes (veáse p. 22), que mantienen en buen funcionamiento los diversos sistemas del cuerpo. Ejemplos de alimentos ricos en nutrientes son la carne magra, el pollo, el pescado, los huevos, la micoproteína, la soja, las legumbres, los frutos secos, las semillas, los productos lácteos, los cereales integrales, las frutas y las verduras. El término «calorías vacías» se utiliza a veces para describir alimentos que contienen muchas calorías pero pocos nutrientes.

No son comparables
Estos dos ejemplos proporcionan una cantidad similar de alimento y un número similar de calorías. Sin embargo, solo las almendras son ricas en nutrientes.

2 GALLETAS DE CHOCOLATE (34 g)

UN PUÑADO DE ALMENDRAS (30 g)

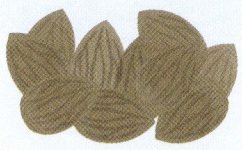

695kJ (166kcal)

728kJ (174kcal)

Baja densidad de nutrientes
Alto contenido en grasas saturadas y azúcar, y no proporcionan cantidades significativas de proteínas, fibra, vitaminas y minerales.

Alta densidad de nutrientes
Contienen grasas monoinsaturadas, proteínas, carbohidratos, fibra, vitamina B2, vitamina E, cobre, magnesio, manganeso y fósforo.

UNA DIETA EQUILIBRADA

Fomentar una dieta saludable es fundamental para las políticas de salud pública y nutrición en todo el mundo. Más de 100 países ofrecen recomendaciones prácticas adaptadas a la cultura, los hábitos alimenticios, los alimentos disponibles y las necesidades nutricionales de sus poblaciones. Conocidas como «directrices dietéticas basadas en alimentos», suelen ofrecer un modelo visual, como un plato o una pirámide alimentaria, para ilustrar las recomendaciones de alimentos y proporciones para una dieta nutritiva. El mensaje es coherente. Las dietas deben ser de origen vegetal, con abundantes frutas, verduras, legumbres y cereales. La carne y los productos lácteos pueden consumirse con moderación, pero deben limitarse los alimentos con alto contenido en grasas saturadas, azúcar y sal. Cada vez son más los países que incluyen mensajes de sostenibilidad, lo que permite a las personas minimizar el impacto medioambiental de sus elecciones alimenticias (véase p. 125).

FRUTAS Y VERDURAS

Coma al menos cinco porciones de frutas y verduras variadas al día (véanse pp. 64-65).

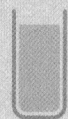

Líquidos

Beba de 6 a 8 vasos diarios de líquidos como agua, leche desnatada, té o bebidas sin azúcar; limite el zumo de frutas y los batidos a 150 ml al día.

Alimentos menos nutritivos

Asegúrese de que los alimentos con alto contenido en grasas, azúcar y sal sean solo caprichos ocasionales, y coma pocos.

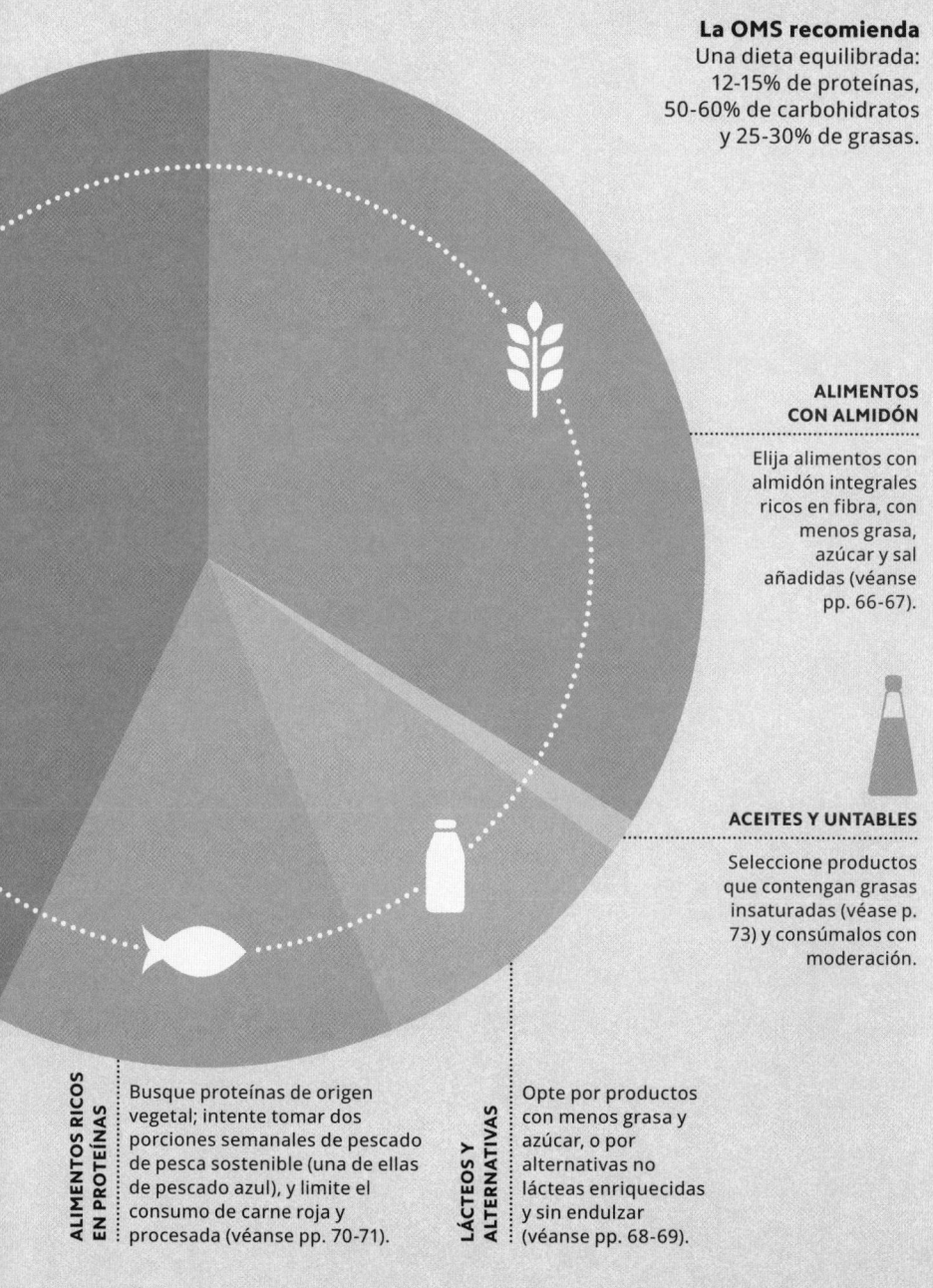

La OMS recomienda
Una dieta equilibrada:
12-15% de proteínas,
50-60% de carbohidratos
y 25-30% de grasas.

**ALIMENTOS
CON ALMIDÓN**

Elija alimentos con
almidón integrales
ricos en fibra, con
menos grasa,
azúcar y sal
añadidas (véanse
pp. 66-67).

ACEITES Y UNTABLES

Seleccione productos
que contengan grasas
insaturadas (véase p.
73) y consúmalos con
moderación.

**ALIMENTOS RICOS
EN PROTEÍNAS**

Busque proteínas de origen
vegetal; intente tomar dos
porciones semanales de pescado
de pesca sostenible (una de ellas
de pescado azul), y limite el
consumo de carne roja y
procesada (véanse pp. 70-71).

**LÁCTEOS Y
ALTERNATIVAS**

Opte por productos
con menos grasa y
azúcar, o por
alternativas no
lácteas enriquecidas
y sin endulzar
(véanse pp. 68-69).

EL PODER VEGETAL

Comer muchas frutas y verduras es la base de una buena salud, ya que contienen vitaminas, minerales y fitonutrientes, y aportan fibra dietética para alimentar a las bacterias intestinales buenas. Numerosos estudios indican que este conjunto único de nutrientes clave (véanse a continuación ejemplos de fuentes) es el que mantiene la salud y protege contra las enfermedades cardíacas, la diabetes tipo 2, ciertos tipos de cáncer y la demencia, y también puede ayudar a controlar el peso. La OMS recomienda al menos 400 g (es decir, cinco porciones) de frutas y verduras –menos patatas, batatas, yuca y otros tubérculos ricos en almidón– al día para gozar de buena salud. Cada país traslada esta recomendación en sus propias directrices.

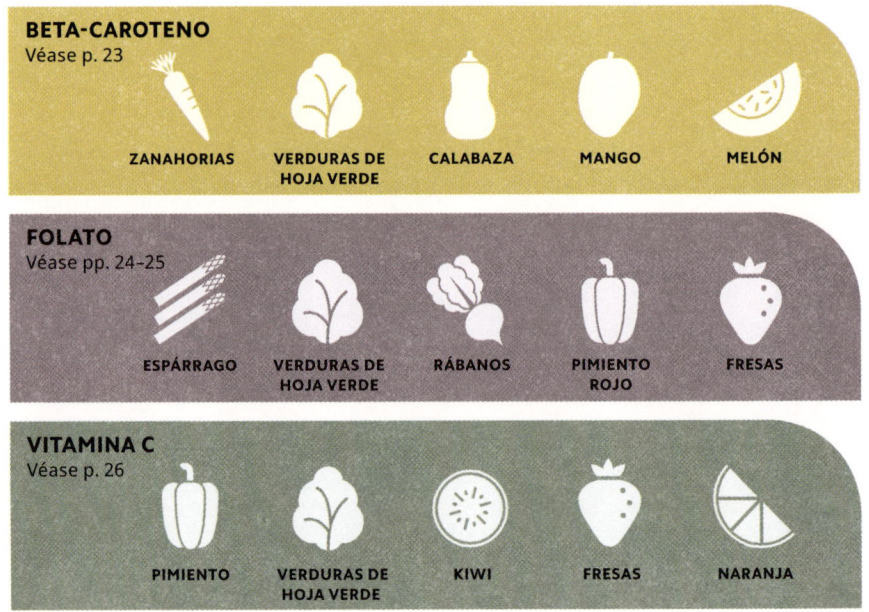

BETA-CAROTENO
Véase p. 23

ZANAHORIAS · VERDURAS DE HOJA VERDE · CALABAZA · MANGO · MELÓN

FOLATO
Véase pp. 24–25

ESPÁRRAGO · VERDURAS DE HOJA VERDE · RÁBANOS · PIMIENTO ROJO · FRESAS

VITAMINA C
Véase p. 26

PIMIENTO · VERDURAS DE HOJA VERDE · KIWI · FRESAS · NARANJA

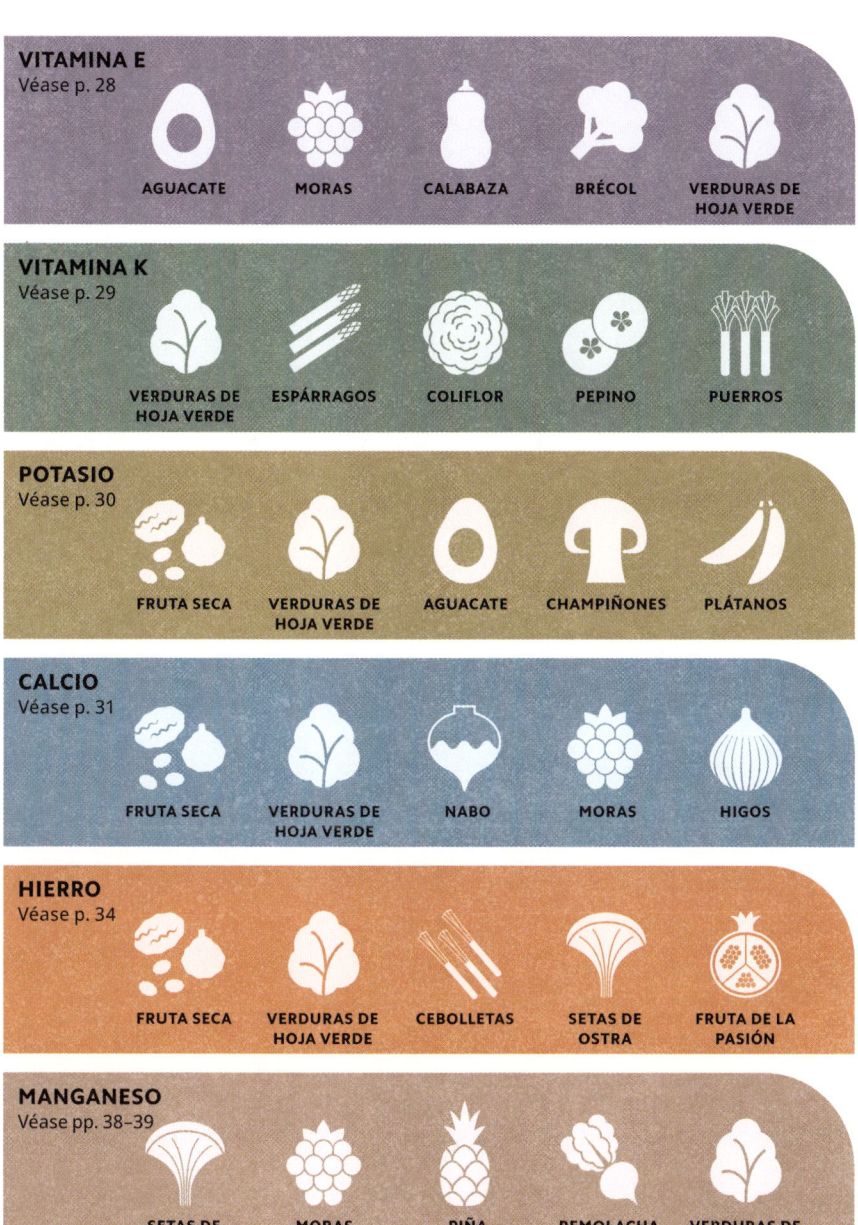

VITAMINA E
Véase p. 28

AGUACATE   MORAS   CALABAZA   BRÉCOL   VERDURAS DE HOJA VERDE

VITAMINA K
Véase p. 29

VERDURAS DE HOJA VERDE   ESPÁRRAGOS   COLIFLOR   PEPINO   PUERROS

POTASIO
Véase p. 30

FRUTA SECA   VERDURAS DE HOJA VERDE   AGUACATE   CHAMPIÑONES   PLÁTANOS

CALCIO
Véase p. 31

FRUTA SECA   VERDURAS DE HOJA VERDE   NABO   MORAS   HIGOS

HIERRO
Véase p. 34

FRUTA SECA   VERDURAS DE HOJA VERDE   CEBOLLETAS   SETAS DE OSTRA   FRUTA DE LA PASIÓN

MANGANESO
Véase pp. 38–39

SETAS DE OSTRA   MORAS   PIÑA   REMOLACHA   VERDURAS DE HOJA VERDE

UNA FUENTE PRIMARIA DE ENERGÍA

Los alimentos ricos en almidón, a menudo llamados «carbohidratos», son una fuente básica desde el punto de vista nutricional y energético. Ejemplos de estos alimentos van desde las patatas, el plátano y el ñame hasta derivados de los cereales como el pan, el arroz y la pasta. El nivel de procesamiento afecta a la calidad de los carbohidratos (véase p. 77). Los alimentos más procesados o «refinados», como el pan blanco, la pasta y el arroz, son más bajos en fibra y nutrientes (véase *infra*). Si se quiere incorporar alimentos ricos en almidón a una dieta equilibrada y saludable, lo mejor es priorizar aquellos que son ricos en fibra e integrales (por ejemplo, pan integral en lugar de pan blanco). También es aconsejable vigilar el tamaño de las porciones.

TAMAÑO DE LA PORCIÓN

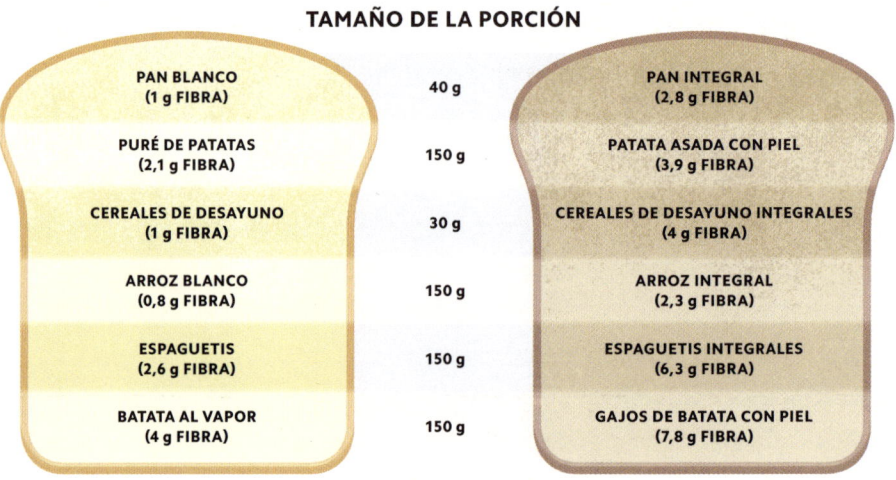

PAN BLANCO (1 g FIBRA)	40 g	PAN INTEGRAL (2,8 g FIBRA)
PURÉ DE PATATAS (2,1 g FIBRA)	150 g	PATATA ASADA CON PIEL (3,9 g FIBRA)
CEREALES DE DESAYUNO (1 g FIBRA)	30 g	CEREALES DE DESAYUNO INTEGRALES (4 g FIBRA)
ARROZ BLANCO (0,8 g FIBRA)	150 g	ARROZ INTEGRAL (2,3 g FIBRA)
ESPAGUETIS (2,6 g FIBRA)	150 g	ESPAGUETIS INTEGRALES (6,3 g FIBRA)
BATATA AL VAPOR (4 g FIBRA)	150 g	GAJOS DE BATATA CON PIEL (7,8 g FIBRA)

Haz un cambio
Añade más nutrientes eligiendo alternativas integrales o ricas en fibra a los carbohidratos refinados.

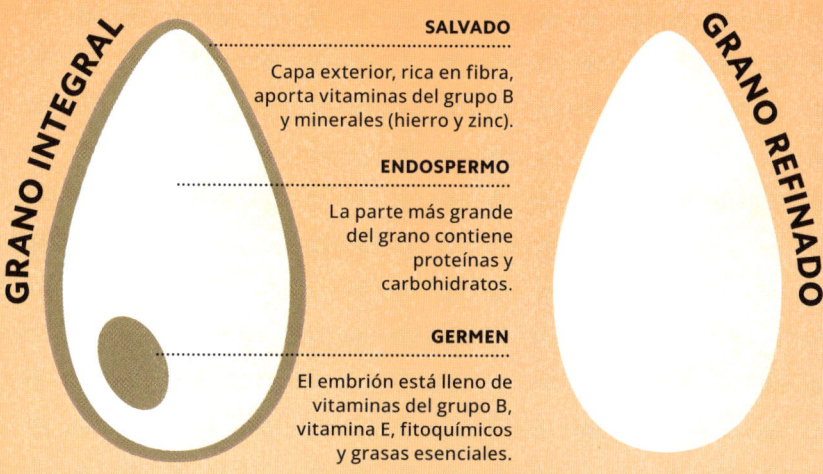

GRANO INTEGRAL

SALVADO
Capa exterior, rica en fibra, aporta vitaminas del grupo B y minerales (hierro y zinc).

ENDOSPERMO
La parte más grande del grano contiene proteínas y carbohidratos.

GERMEN
El embrión está lleno de vitaminas del grupo B, vitamina E, fitoquímicos y grasas esenciales.

GRANO REFINADO

Un montón de nutrientes
Un grano integral se compone de tres partes: el salvado, el endospermo y el germen. Cada una de ellas tiene nutrientes.

Perdido en el procesado
En el proceso de refinado se eliminan el salvado y el germen, con lo que se pierde hasta un 75% de los nutrientes de un grano integral.

LO BUENO SIN REFINAR

En origen, todos los cereales son integrales y contienen una serie de nutrientes, desde fibra, vitaminas y minerales hasta fitoquímicos, antioxidantes, proteínas, grasas esenciales y carbohidratos ricos en almidón. Los cereales integrales se refinan para obtener una textura más fina y mejorar su vida útil, aunque esto reduce su valor nutricional (véase *supra*). En el ámbito mundial, las recomendaciones de salud aconsejan sustituir los cereales refinados por otros integrales, ya que comer más alimentos integrales reduce el riesgo de enfermedades cardiacas, accidentes cerebrovasculares, cáncer colorrectal (también llamado de intestino) y diabetes tipo 2. Aunque los alimentos integrales suelen tener más fibra, vitaminas y minerales que los carbohidratos refinados, pueden contener mucha azúcar o sal añadidas, así que, por favor, lea las etiquetas.

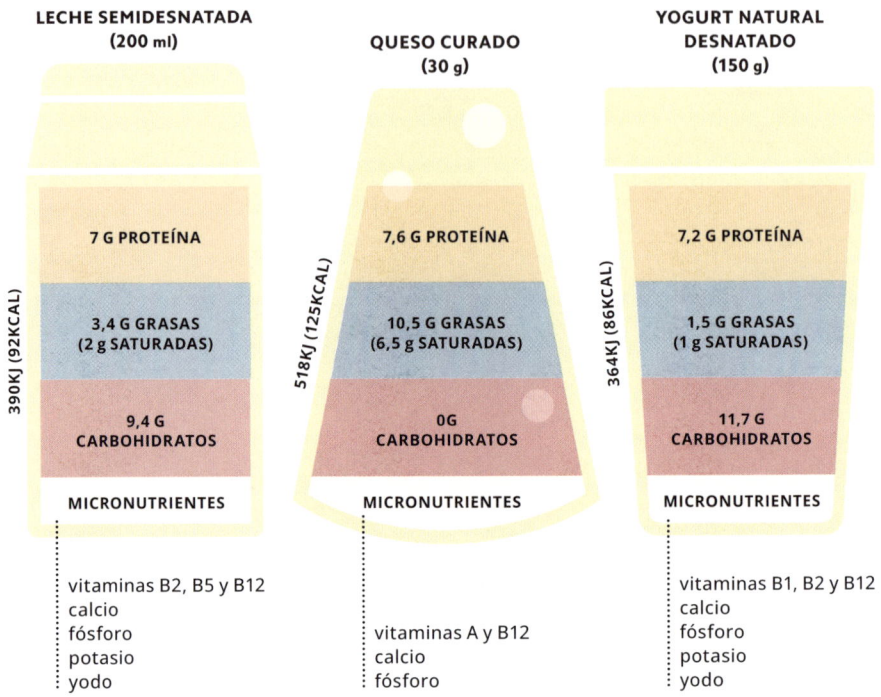

LECHE SEMIDESNATADA
(200 ml)

390KJ (92KCAL)

7 G PROTEÍNA

3,4 G GRASAS
(2 g SATURADAS)

9,4 G
CARBOHIDRATOS

MICRONUTRIENTES

vitaminas B2, B5 y B12
calcio
fósforo
potasio
yodo

QUESO CURADO
(30 g)

518KJ (125KCAL)

7,6 G PROTEÍNA

10,5 G GRASAS
(6,5 g SATURADAS)

0G
CARBOHIDRATOS

MICRONUTRIENTES

vitaminas A y B12
calcio
fósforo

YOGURT NATURAL
DESNATADO
(150 g)

364KJ (86KCAL)

7,2 G PROTEÍNA

1,5 G GRASAS
(1 g SATURADAS)

11,7 G
CARBOHIDRATOS

MICRONUTRIENTES

vitaminas B1, B2 y B12
calcio
fósforo
potasio
yodo

NUTRICIÓN LÁCTEA

La leche, el queso y el yogur son ricos en nutrientes y guardan relación con una buena salud ósea, gracias a la mezcla de calcio, fósforo y proteínas que ofrecen. El calcio de los lácteos también es más fácil de absorber por el cuerpo que el de la mayoría de los alimentos vegetales, y el yogur «vivo» contiene bacterias activas que favorecen la salud intestinal. Sin embargo, los productos lácteos enteros también tienen un alto contenido en grasas saturadas, por lo que se suelen recomendar los lácteos desnatados y semidesnatados en beneficio de la salud cardiaca. La «matriz láctea» es, en la actualidad, objeto de investigación científica; se estudia cómo la estructura física única y la combinación de nutrientes y otros compuestos de los lácteos establecen una interacción holística para favorecer la salud.

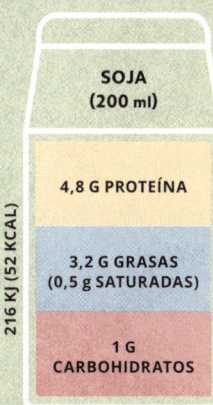

SOJA
(200 ml)

4,8 G PROTEÍNA

3,2 G GRASAS
(0,5 g SATURADAS)

1 G
CARBOHIDRATOS

216 KJ (52 KCAL)

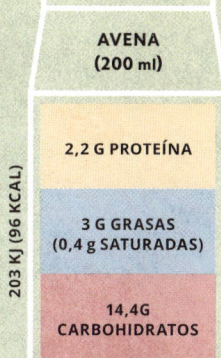

AVENA
(200 ml)

2,2 G PROTEÍNA

3 G GRASAS
(0,4 g SATURADAS)

14,4G
CARBOHIDRATOS

203 KJ (96 KCAL)

ADEMÁS DE LA VACA

Las alternativas vegetales a la leche, el queso y el yogur son adecuadas para dietas veganas y sin lácteos. También tienen una menor huella medioambiental y a veces contienen menos calorías. Su valor nutricional depende de la planta con la que se elaboran y de los ingredientes añadidos (algunas utilizan el azúcar como edulcorante), por lo que es importante leer la etiqueta. La mayoría tienen menos proteínas, calcio, yodo y vitaminas B2 y B12, que los lácteos. Por tanto, algunas de estas alternativas vegetales están enriquecidas con nutrientes, especialmente calcio y vitamina B12, para igualar a la leche de vaca. También se pueden añadir vitaminas A y D. Para cumplir con las leyes de etiquetado de algunos países, los productos no lácteos se denominan «bebidas» o «alternativas» en lugar de «leche».

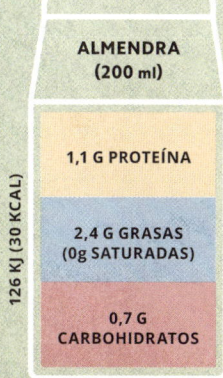

ALMENDRA
(200 ml)

1,1 G PROTEÍNA

2,4 G GRASAS
(0g SATURADAS)

0,7 G
CARBOHIDRATOS

126 KJ (30 KCAL)

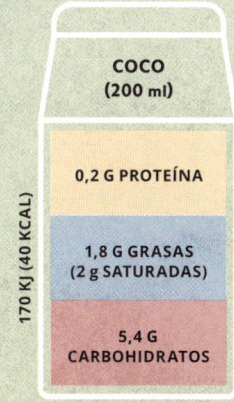

COCO
(200 ml)

0,2 G PROTEÍNA

1,8 G GRASAS
(2 g SATURADAS)

5,4 G
CARBOHIDRATOS

170 KJ (40 KCAL)

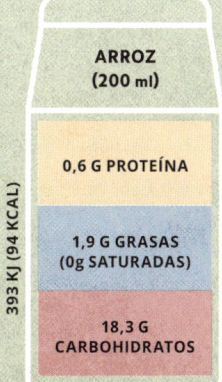

ARROZ
(200 ml)

0,6 G PROTEÍNA

1,9 G GRASAS
(0g SATURADAS)

18,3 G
CARBOHIDRATOS

393 KJ (94 KCAL)

UN BUEN CHUTE

Las proteínas animales proceden del propio animal (carne, aves y pescado) o son producidas por él (huevos y productos lácteos). Además de proteínas, proporcionan otros muchos nutrientes. Por ejemplo, la carne roja aporta hierro y zinc; el marisco, yodo y selenio; los huevos y el pescado azul, vitamina D. No obstante, consumir menos proteínas animales y más vegetales beneficia tanto al medio ambiente como a la salud (véase p. 125). Si se decide comer proteínas animales, la clave es hacerlo con moderación.

FUENTE DE LA PROTEÍNA	TAMAÑO DE LA PORCIÓN	CONTENIDO EN PROTEÍNA (g/PORCIÓN)
TERNERA	1 FILETE (225 g)	50,6
POLLO	1 PECHUGA (150 g)	36
CORDERO	1 FILETE (150 g)	30,3
CERDO	1 CHULETA DE LOMO (130 g)	28,3
SALMÓN	1 FILETE (130 g)	26,5
BACALAO	1 MEDIO FILETE (140 g)	24,5
PAVO	1 FILETE FINO (100 g)	24,4
LANGOSTINOS	10 GRANDES (100 g)	17,6
QUESO	1 TROZO PEQUEÑO (30g)	7,6
YOGUR NATURAL	1 PEQUEÑO (150 g)	7,2
LECHE DE VACA	1 VASO (200 ml)	7
HUEVOS	1 HUEVO (50 g)	6,3

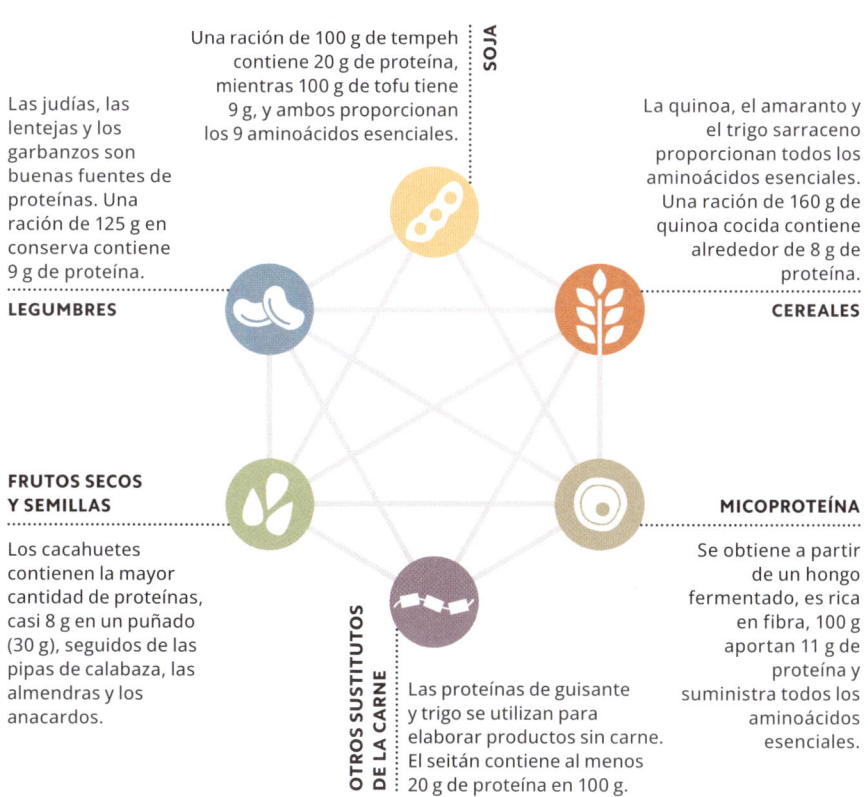

Una ración de 100 g de tempeh contiene 20 g de proteína, mientras 100 g de tofu tiene 9 g, y ambos proporcionan los 9 aminoácidos esenciales.

SOJA

La quinoa, el amaranto y el trigo sarraceno proporcionan todos los aminoácidos esenciales. Una ración de 160 g de quinoa cocida contiene alrededor de 8 g de proteína.

CEREALES

Las judías, las lentejas y los garbanzos son buenas fuentes de proteínas. Una ración de 125 g en conserva contiene 9 g de proteína.

LEGUMBRES

FRUTOS SECOS Y SEMILLAS

Los cacahuetes contienen la mayor cantidad de proteínas, casi 8 g en un puñado (30 g), seguidos de las pipas de calabaza, las almendras y los anacardos.

OTROS SUSTITUTOS DE LA CARNE

Las proteínas de guisante y trigo se utilizan para elaborar productos sin carne. El seitán contiene al menos 20 g de proteína en 100 g.

MICOPROTEÍNA

Se obtiene a partir de un hongo fermentado, es rica en fibra, 100 g aportan 11 g de proteína y suministra todos los aminoácidos esenciales.

PICOTEAR PROTEÍNAS

Muchas plantas proporcionan buenas cantidades de proteínas, que tienen la ventaja sobre las animales de ser bajas en grasas saturadas y a menudo ricas en fibra dietética. En resumen, las dietas de base vegetal que son muy variadas (véase *supra*) pueden satisfacer fácilmente las necesidades proteicas. Antaño, se aconsejaba comer ciertos vegetales juntos, por ejemplo arroz y judías, para que cada comida proporcionara un conjunto completo de aminoácidos esenciales (véase p. 14). Sin embargo, investigaciones más recientes han demostrado que disfrutar de una variedad de alimentos vegetales de manera paulatina puede proporcionar todos los aminoácidos esenciales en cantidades adecuadas.

¿EL FUTURO DE LA ALIMENTACIÓN?

Se espera que la población mundial alcance los 9.700 millones de personas en 2050 y la ONU estima que la producción de alimentos debe duplicarse entre 2018 y 2050. Se están explorando nuevos alimentos nutritivos, utilicen menos agua y tierra, y generen menos emisiones de GEI. Algunos productos, parecidos a la carne y con su mismo sabor, se hacen con proteínas vegetales (soja) y hongos (micoproteína), y ya están disponibles. En el futuro también aparecerán proteínas alternativas de origen animal, de insectos y bacterias.

		PROS	CONTRAS
CARNE DE LABORATORIO	Cultivada a partir de las células musculares de un animal, se espera que este tipo de proteína represente una cuarta parte del consumo total de carne para 2035.	Se pueden modificar para que sea más saludable que la carne normal. El coste de la producción también será mucho menor que el de la ganadería.	Al ser una industria nueva, su producción sigue siendo muy costosa. Es difícil reproducir las texturas de la carne. Algunos veganos/vegetarianos evitan el consumo de esta «carne».
PROTEÍNAS UNICELULARES 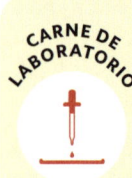	Se fermentan microorganismos unicelulares (p. e., algas, levaduras y hongos), con lo que se crea una proteína rica en nutrientes. Las micoproteínas se elaboran así.	Se pueden producir con rapidez, cultivar con gases de efecto invernadero de fácil disposición, como el metano, y aguas residuales, y requieren una superficie mínima.	Se necesitan más investigaciones para que las proteínas unicelulares se puedan producir a menor coste y consumir con seguridad.
INSECTOS COMESTIBLES	Los insectos ricos en nutrientes han formado parte de la dieta africana, asiática y latinoamericana desde hace miles de años.	Los insectos comestibles son ricos en vitaminas y minerales, y producen más proteínas por unidad que los mamíferos, las aves o los peces. Además, las emisiones de carbono que genera su producción son muy bajas.	Algunos insectos pueden ser tóxicos o alergénicos. La sostenibilidad es clave para evitar daños a los ecosistemas. No son adecuados para veganos, ni vegetarianos.

ELECCIÓN DE LAS GRASAS

Todas las grasas para cocinar tienen el mismo valor calórico, pero varían en el tipo de grasa que contienen. La mayoría de los aceites son más ricos en grasas insaturadas beneficiosas, pero los aceites de coco y de palma, como la mantequilla, tienen un alto contenido en grasas saturadas. Los niveles altos de grasas saturadas y grasas trans producidas industrialmente (que se encuentran en aceites vegetales parcialmente hidrogenados, prohibidos por algunos países) están relacionados con niveles elevados de colesterol. En las margarinas y otros productos untables, la cantidad y el tipo de grasa presentan amplias diferencias. La siguiente tabla muestra la composición aproximada de 14 aceites o grasas.

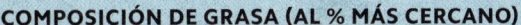

COMPOSICIÓN DE GRASA (AL % MÁS CERCANO)

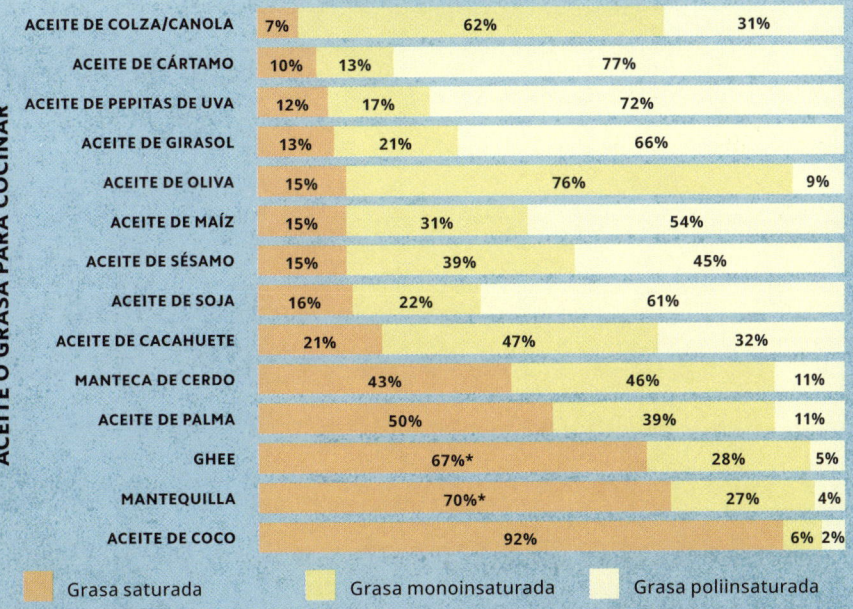

ACEITE O GRASA PARA COCINAR	Grasa saturada	Grasa monoinsaturada	Grasa poliinsaturada
ACEITE DE COLZA/CANOLA	7%	62%	31%
ACEITE DE CÁRTAMO	10%	13%	77%
ACEITE DE PEPITAS DE UVA	12%	17%	72%
ACEITE DE GIRASOL	13%	21%	66%
ACEITE DE OLIVA	15%	76%	9%
ACEITE DE MAÍZ	15%	31%	54%
ACEITE DE SÉSAMO	15%	39%	45%
ACEITE DE SOJA	16%	22%	61%
ACEITE DE CACAHUETE	21%	47%	32%
MANTECA DE CERDO	43%	46%	11%
ACEITE DE PALMA	50%	39%	11%
GHEE	67%*	28%	5%
MANTEQUILLA	70%*	27%	4%
ACEITE DE COCO	92%	6%	2%

* Incluye grasas trans naturales

EL PUNTO DULCE

Los dos tipos principales de azúcares que se encuentran en los alimentos se describen a menudo como azúcares naturales y azúcares libres. Los azúcares naturales se encuentran de forma natural en la fruta (y, en cantidades mucho menores, en las verduras) como fructosa y en la leche como lactosa. Los azúcares libres incluyen los azúcares añadidos, así como los que se encuentran en los zumos, que se extraen de las células de la fruta y, por tanto, ya no forman uno con la fibra de la misma. Una ingesta elevada de azúcares libres aporta un exceso de calorías a las dietas, lo que puede provocar un aumento de peso, e incrementa el riesgo de caries dental (véase p. 143).

Ingesta equilibrada

No es necesario limitar los azúcares naturales. Sin embargo, los azúcares libres no deben constituir más del 10% e, idealmente, solo el 5% de la ingesta total de calorías.

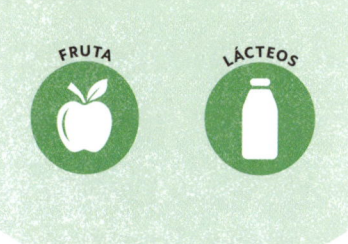

EJEMPLOS PRINCIPALES

FRUTA

LÁCTEOS

EJEMPLOS PRINCIPALES

MIEL

ZUMO DE FRUTAS

SIROPES

AZÚCARES

Los alimentos con azúcares naturales suelen ser ricos en nutrientes y se consideran parte importante de una dieta equilibrada.

AZÚCARES NATURALES

Los azúcares libres se encuentran en miel, siropes y jarabes, y todas las formas de azúcar que se añaden en casa o en los procesos de elaboración.

AZÚCARES LIBRES

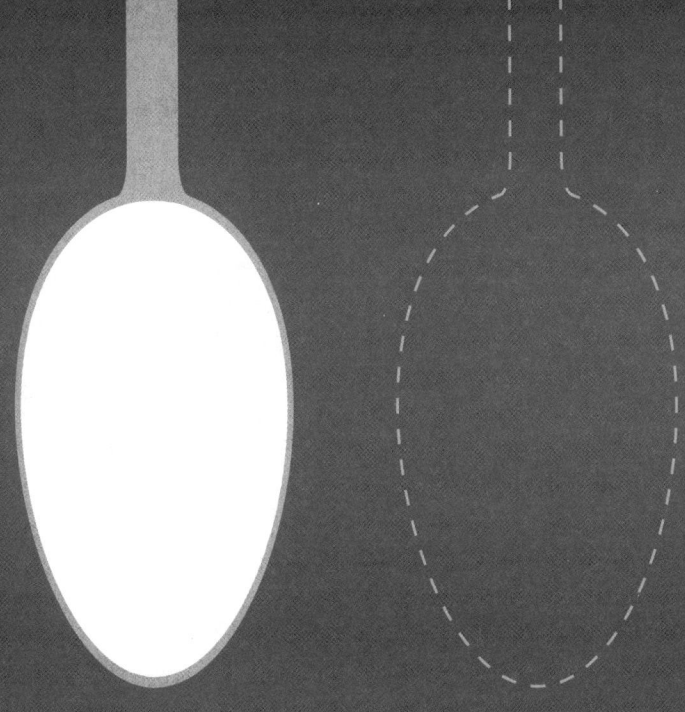

Un exceso mundial
La ingesta media de sal en el
mundo es de 9-12 g al día,
alrededor de dos cucharaditas,
lo que duplica el límite máximo
recomendado de 5 g.

DEMASIADO SODIO

En pequeñas cantidades, la sal –compuesta de sodio y
cloruro– es esencial para una buena salud, incluida la función
nerviosa y muscular. Sin embargo, la ingesta media mundial
es demasiado alta. Según la Organización Mundial de la Salud,
un límite máximo de 5 g de sal al día (solo una cucharadita)
podría evitar 2,5 millones de muertes al año por derrames
cerebrales y ataques cardíacos. Para reducir la ingesta, añada
menos sal a sus comidas, coma menos alimentos salados (por
ejemplo, carnes procesadas, comidas preparadas) y utilice
sustitutos, que reemplazan parte del sodio por potasio.

EDULCORANTES
Es común el uso de edulcorantes como sustitutos bajos en calorías del azúcar.

ESTABILIZANTES
Estos aditivos evitan que los ingredientes emulsionados se separen.

ANTIOXIDANTES
Los antioxidantes pueden prevenir o retrasar la oxidación que enrancia la grasa u oscurece el color de los alimentos.

CONSERVANTES
Los conservantes evitan que los alimentos se echen a perder y prolongan su fecha de caducidad.

POTENCIADORES DEL SABOR
Estos aditivos realzan el sabor de los alimentos, pero no añaden nuevos sabores.

EMULSIONANTES
Estos aditivos ayudan a mezclar el aceite y el agua (por ejemplo, en la margarina).

COLORANTES
Algunos aditivos cambian el color de los alimentos, lo que se hace para mejorar su aspecto.

TODO CUENTA...

Un aditivo es cualquier sustancia (natural o artificial) que se añade a un alimento durante su producción, normalmente para que sea seguro su consumo, para retrasar la fecha de caducidad o para realzar su color, sabor o textura. Arriba se indican algunos tipos habituales de aditivos. Cada uno tiene un efecto específico en determinados alimentos. En la mayoría de los países, los aditivos deben pasar tests de seguridad alimentaria antes de que se apruebe su uso, y deben figurar entre los ingredientes en el etiquetado. A veces, durante su elaboración y preparación, se añaden a los alimentos vitaminas y minerales. Es lo que se conoce como «alimentos enriquecidos» y se hace para reemplazar los nutrientes perdidos durante el procesado (véase p. opuesta) o para añadir otros que aporten beneficios a la salud.

GRADOS DE ALTERACIÓN

Los alimentos procesados son aquellos que han sido alterados de alguna manera. La mayoría de los alimentos se someten a algún procesamiento para hacerlos comestibles. Los que han sufrido un procesado mínimo pueden haber sido limpiados, picados, congelados o cocinados. Los ultraprocesados suelen tener grasa, azúcar y sal añadidas, además de otros aditivos (véase p. opuesta). Aunque los alimentos ultraprocesados se han relacionado con problemas de salud como la obesidad, el cáncer y las enfermedades cardiacas, algunos expertos no creen que el grado de procesado sea el problema, sino que sí pueden suponer riesgos para la salud porque son bajos en micronutrientes, muy energéticos y ricos en grasas saturadas, azúcar y sal, y por consumirse en lugar de alimentos más nutritivos.

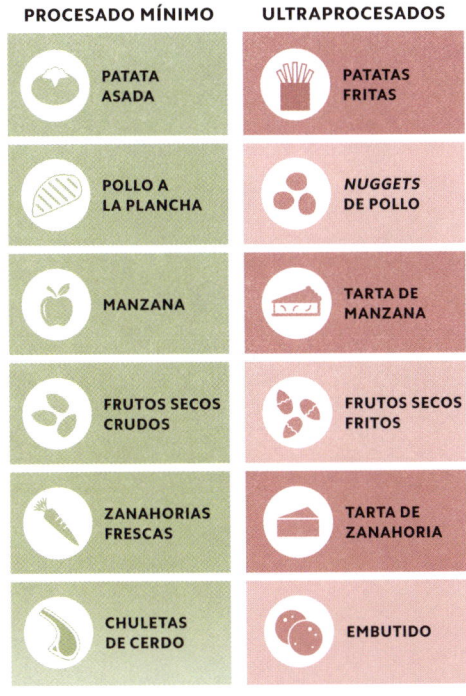

PROCESADO MÍNIMO

- PATATA ASADA
- POLLO A LA PLANCHA
- MANZANA
- FRUTOS SECOS CRUDOS
- ZANAHORIAS FRESCAS
- CHULETAS DE CERDO

ULTRAPROCESADOS

- PATATAS FRITAS
- *NUGGETS* DE POLLO
- TARTA DE MANZANA
- FRUTOS SECOS FRITOS
- TARTA DE ZANAHORIA
- EMBUTIDO

Potencia de procesado
A menudo, los alimentos con un procesado mínimo apenas han sido sometidos a una ligera alteración y conservan la mayor parte de su contenido nutricional. Los ultraprocesados no son intrínsecamente malos para la salud, pero no son convenientes.

HIDRATACIÓN SALUDABLE

La ingesta de bebidas es tan importante como la de alimentos y proporciona alrededor del 80% del líquido en las dietas. Cada bebida tiene pros y contras nutricionales. El agua no tiene calorías ni azúcar y siempre es una opción saludable. La cafeína que se encuentra en muchos cafés, tés y bebidas energéticas aumenta el estado de alerta, pero puede perturbar el sueño; se trata de un diurético suave y se pensaba que causaba deshidratación, pero la ingesta de líquido en estas bebidas suele compensar este efecto. Algunas bebidas con alto contenido de azúcar (por ejemplo, zumos de frutas y batidos) tienen vitaminas y minerales, pero otras, como bebidas energéticas y gaseosas, no. Ambos forman una parte importante de la ingesta diaria de azúcar; los adolescentes en Europa pueden obtener hasta el 29% de sus azúcares libres de las bebidas. Las bebidas sin azúcar son mucho menos calóricas. Los edulcorantes que contienen se someten a controles, pero algunas investigaciones indican que el consumo de sustitutos del azúcar puede alterar el equilibrio de las bacterias intestinales (véanse pp. 53-54).

BEBIDAS SIN ALCOHOL	PROS	CONTRAS
AGUA	De todas las bebidas, el agua es la mejor opción, ya que no contiene calorías ni azúcar.	En algunos países, el agua del grifo no siempre es segura para beber.
LECHE	La leche contiene proteínas, calcio, fósforo, potasio, yodo y vitaminas B2, B5 y B12.	La leche entera aporta grasas saturadas.
CAFÉ	Tomar de 3 a 4 tazas de café al día puede reducir el riesgo de enfermedades cardiacas y diabetes tipo 2.	El consumo elevado de cafeína durante el embarazo está relacionado con abortos espontáneos y bajo peso del bebé.

BEBIDAS SIN ALCOHOL	PROS	CONTRAS
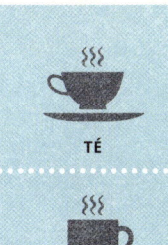 TÉ	Los antioxidantes del té pueden reducir el riesgo de enfermedades cardiacas, derrames cerebrales y cáncer.	Algunos tés contienen taninos que inhiben la absorción de hierro no hemo.
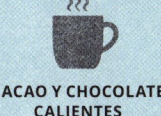 CACAO Y CHOCOLATE CALIENTES	Algunos cacaos y chocolates calientes contienen flavonoides (que actúan como antioxidantes).	Estas bebidas suelen ser muy calóricas, ricas en grasas saturadas y azúcares.
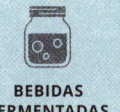 BEBIDAS FERMENTADAS	Algunas bebidas fermentadas (por ejemplo, el kéfir y la kombucha) contienen bacterias probióticas (véase p. 55).	Las bebidas fermentadas pueden contener azúcar añadido y causar hinchazón temporal.
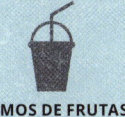 ZUMOS DE FRUTAS Y SMOOTHIES	Estas bebidas pueden contar para la ingesta diaria de frutas y verduras de una persona.	Al hacer los zumos, la fibra se elimina, y los productos contienen azúcares libres (véase p. 74).
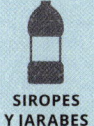 SIROPES Y JARABES	Las variantes sin azúcar de los siropes y concentrados añaden sabor al agua.	Muchos siropes y jarabes contienen azúcares libres y poco zumo de fruta, si es que tienen algo.
 BEBIDAS DEPORTIVAS	Las bebidas deportivas reponen los minerales vitales (electrolitos) perdidos durante un ejercicio intenso y prolongado.	Tienen un alto contenido de azúcar y no son necesarias si se va a hacer ejercicio una hora o menos.
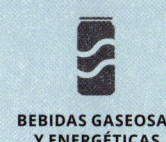 BEBIDAS GASEOSAS Y ENERGÉTICAS	Muchas de estas bebidas presentan variedades sin azúcar con pocas o ninguna caloría.	Estas bebidas suelen tener un alto contenido de azúcares libres, cafeína y otros aditivos.

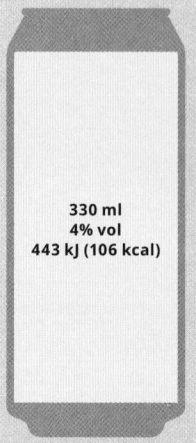

330 ml
4% vol
443 kJ (106 kcal)

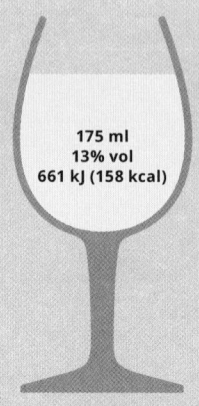

175 ml
13% vol
661 kJ (158 kcal)

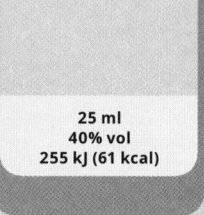

25 ml
40% vol
255 kJ (61 kcal)

Cerveza
Aunque la mayoría tienen un 6% vol., la cerveza se bebe a menudo en mayores cantidades que otras bebidas alcohólicas.

Vino
La mayoría de los vinos tienen un 10-14% vol., y cuanto más fuerte sea el vino, más calorías tendrá.

Bebidas espirituosas
Estas bebidas se sirven normalmente en pequeñas cantidades, pero son muy fuertes, a menudo con un 35-40% vol.

EL RIESGO DE BEBER

El alcohol se produce mediante la fermentación de cereales, frutas o verduras. Los tipos de bebidas alcohólicas varían en contenido de alcohol por volumen (% vol.), esto es, el porcentaje de alcohol puro que contiene una bebida alcohólica (véase más arriba). El consumo excesivo de alcohol está relacionado con problemas de salud, como enfermedades hepáticas y cardiacas, hipertensión arterial y pancreatitis. También puede debilitar la función inmunológica y afectar al sistema nervioso y al cerebro. El alcohol tiene muchas calorías y, en exceso, puede alterar el sueño y, con el tiempo, aumentar el riesgo de ansiedad y depresión. Según la Organización Mundial de la Salud, el consumo nocivo de alcohol contribuye a unos tres millones de muertes cada año en el mundo.

MAYOR CADUCIDAD

Donde hay calor, humedad, oxígeno y tiempo, crecen bacterias, levaduras y mohos. Estos microorganismos se adueñan rápidamente de los alimentos y, en muchos casos, los hacen incomestibles y perjudiciales para la salud. Los métodos de conservación pueden limitar la exposición de un alimento a ambientes cálidos y húmedos, de modo que pueda consumirse de forma segura. Cuando los productos se conservan rápidamente tras su cosecha o captura, algunos métodos, como la congelación, retienen los nutrientes (como las vitaminas B y la vitamina C).

Congelación o refrigeración
La congelación detiene el crecimiento de las bacterias, y la refrigeración lo ralentiza, pero sin eliminarlas.

Encurtido o escabeche
Un medio ácido, normalmente vinagre, detiene el crecimiento bacteriano, pero estos ácidos dañan los dientes.

Enlatado
Los enlatados se calientan para matar las bacterias y se sellan para evitar la contaminación, pero pierden vitaminas hidrosolubles.

Azucarado o salazón
Aunque el azúcar y la sal son malos para la salud, también extraen agua de los alimentos, lo que ralentiza el crecimiento microbiano.

Secado o ahumado
Eliminar el agua detiene el crecimiento bacteriano. Estos métodos concentran las calorías y los nutrientes en los alimentos.

Envasado al vacío
Un entorno hermético priva a las bacterias de oxígeno. Los alimentos conservan sus nutrientes, color y textura.

Pasteurización
Este tratamiento térmico detiene la actividad enzimática y bacteriana, pero se pierden algunas vitaminas B.

Fermentación
Los fermentados adquieren bacterias beneficiosas para el intestino, y se destruyen las que deterioran los alimentos.

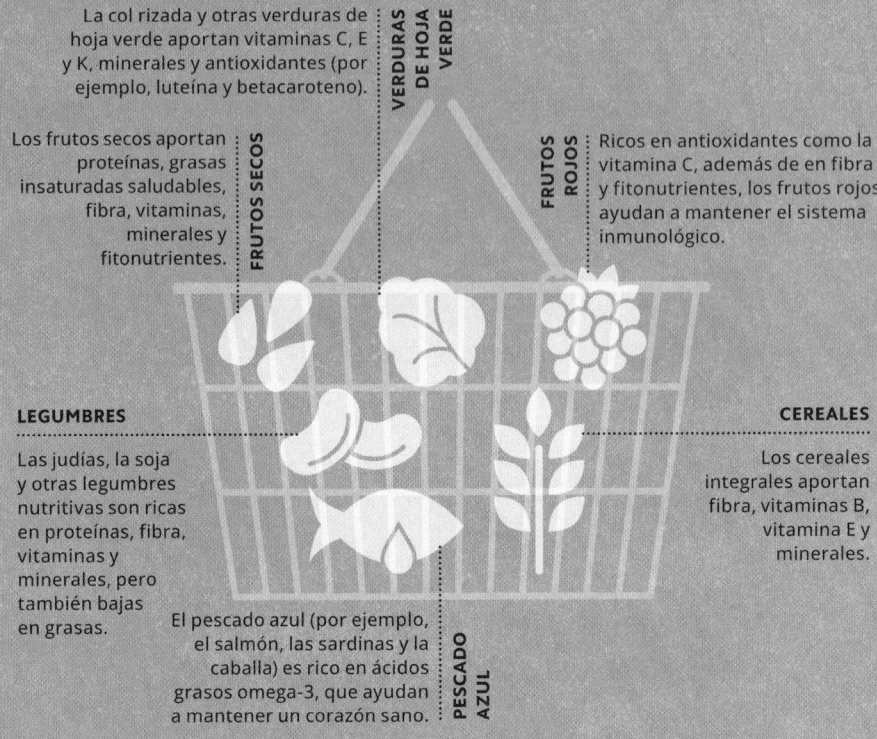

VERDURAS DE HOJA VERDE

La col rizada y otras verduras de hoja verde aportan vitaminas C, E y K, minerales y antioxidantes (por ejemplo, luteína y betacaroteno).

FRUTOS SECOS

Los frutos secos aportan proteínas, grasas insaturadas saludables, fibra, vitaminas, minerales y fitonutrientes.

FRUTOS ROJOS

Ricos en antioxidantes como la vitamina C, además de en fibra y fitonutrientes, los frutos rojos ayudan a mantener el sistema inmunológico.

LEGUMBRES

Las judías, la soja y otras legumbres nutritivas son ricas en proteínas, fibra, vitaminas y minerales, pero también bajas en grasas.

CEREALES

Los cereales integrales aportan fibra, vitaminas B, vitamina E y minerales.

PESCADO AZUL

El pescado azul (por ejemplo, el salmón, las sardinas y la caballa) es rico en ácidos grasos omega-3, que ayudan a mantener un corazón sano.

¿VERDAD O MENTIRA?

La idea de los superalimentos que mejoran la salud es atractiva, pero estos alimentos realmente no existen. No hay una definición legal o científica de superalimento. Por lo general, el titular de una noticia anuncia (con pocas evidencias que lo respalden) que un solo alimento tiene propiedades inigualables para combatir enfermedades o promover la salud. En tales casos, puede ser útil identificar el grupo de alimentos (véase arriba) al que pertenece un «superalimento» publicitado, ya que es probable que, dentro de ese grupo, otros compartan la mayoría de sus propiedades. En lugar de dejarse llevar por la publicidad de los superalimentos, es mejor comer una variedad de alimentos ricos en nutrientes, pues muchos están al alcance de cualquiera, son baratos y sabrosos. El resultado será una dieta «súper».

¿NECESITAMOS SUPLEMENTOS?

A FAVOR

Los suplementos de vitaminas y minerales pueden ayudar a garantizar una ingesta óptima de nutrientes, contrarrestando las carencias que pueden derivarse de las condiciones de salud, la edad o una dieta limitada. Son recomendables para personas con mayores necesidades de nutrientes o con riesgo potencial de padecer una deficiencia de los mismos; por ejemplo, quienes siguen dietas veganas deben tomar suplementos de vitamina B12.

EN CONTRA

Tomar suplementos de vitaminas y minerales no puede compensar los malos hábitos alimenticios. Algunos estudios sugieren que son pocos los beneficios que ofrecen, salvo que la persona tenga deficiencia de nutrientes. A diferencia de los nutrientes de los alimentos, que forman parte de una estructura única que maximiza la absorción, los de los suplementos están aislados. Las dosis altas pueden inhibir la absorción de nutrientes e incluso perjudicar la salud.

CALIENTA Y COME

Cocinar los alimentos puede hacerlos seguros para el consumo, ya que someter algunos de ellos (por ejemplo, carne y pescado) a altas temperaturas mata las bacterias dañinas (por ejemplo, salmonela y campylobacter) que causan intoxicaciones alimentarias. Cocinar también hace que los alimentos sean más fáciles de digerir y más atractivos en sabor, textura o aspecto. Al igual que la forma de preparar los alimentos (véase p. 57), la de cocinarlos afecta a su contenido nutricional. Por ejemplo, las verduras de hoja verde como el brócoli o la col pierden más vitaminas hidrosolubles (véase p. 22) cuando se hierven que cuando se cocinan al vapor, se fríen o se asan. Para cualquier alimento, cada método de cocción presenta ventajas y desventajas (véase más abajo y en página opuesta).

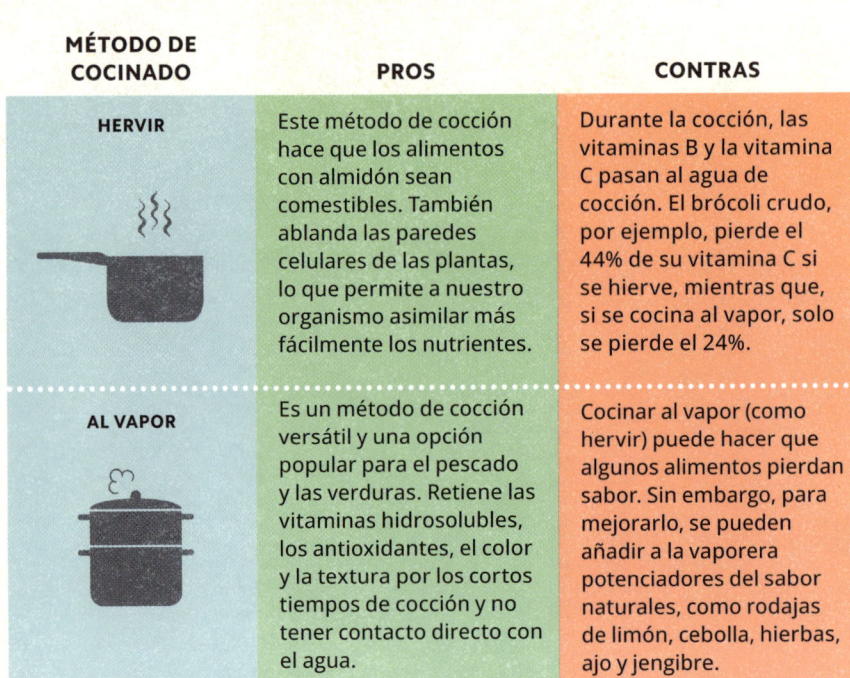

MÉTODO DE COCINADO	PROS	CONTRAS
HERVIR	Este método de cocción hace que los alimentos con almidón sean comestibles. También ablanda las paredes celulares de las plantas, lo que permite a nuestro organismo asimilar más fácilmente los nutrientes.	Durante la cocción, las vitaminas B y la vitamina C pasan al agua de cocción. El brócoli crudo, por ejemplo, pierde el 44% de su vitamina C si se hierve, mientras que, si se cocina al vapor, solo se pierde el 24%.
AL VAPOR	Es un método de cocción versátil y una opción popular para el pescado y las verduras. Retiene las vitaminas hidrosolubles, los antioxidantes, el color y la textura por los cortos tiempos de cocción y no tener contacto directo con el agua.	Cocinar al vapor (como hervir) puede hacer que algunos alimentos pierdan sabor. Sin embargo, para mejorarlo, se pueden añadir a la vaporera potenciadores del sabor naturales, como rodajas de limón, cebolla, hierbas, ajo y jengibre.

MÉTODO DE COCINADO	PROS	CONTRAS
FREÍR 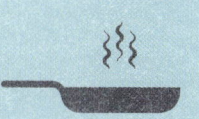	Freír con grasa, como el aceite, ayuda al cuerpo a absorber carotenoides y vitaminas liposolubles. Algunos aceites aportan grasas monoinsaturadas saludables. Saltear y el uso de la *air-fryer* retienen los nutrientes.	Todos los tipos de fritura añaden grasa y calorías. Freír a más de 120 °C puede crear potenciales carcinógenos: aminas heterocíclicas en la carne y el pescado, y acrilamida en los alimentos con almidón.
HORNEAR 	Cocinar el pescado, el pollo y las verduras al papillote retiene la humedad y los nutrientes sin añadir grasa. El uso de aceite en spray para asar carne, patatas y verduras también reduce la grasa.	Al igual que al freír, el asado de algunos alimentos (por ejemplo, patatas, carne o pescado) puede formar sustancias químicas cancerígenas. Para reducirlas, disminuya el dorado y los tiempos de cocción (siempre que sea seguro hacerlo).
PARRILLA Y BARBACOA 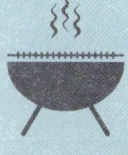	La grasa de la carne se derrite y gotea por la parrilla, lo que reduce las calorías y la grasa. Ambos métodos añaden sabor, y son más seguros cuando se cocinan a temperaturas más bajas y no se queman.	La carne o el pescado a la parrilla o a la barbacoa forman hidrocarburos aromáticos policíclicos (HAP) relacionados con el cáncer. Al freír y asar se pueden formar sustancias químicas nocivas.
MICROONDAS 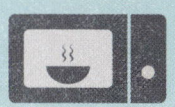	Poca agua y una cocción rápida hacen que se conserven los nutrientes (los guisantes congelados cocinados en el microondas contienen un 30% más de vitamina C que hervidos). El microondas es útil para calentar la comida.	Algunos recipientes de plástico no aptos para microondas pueden transferir sustancias químicas nocivas a los alimentos. Si se calientan con mucha agua o sin tapar, es fácil que se cocinen mucho o que vuelvan a hervir.

E D A D

Y

E T A P

E S

A S

Desde la infancia hasta la vejez, es importante llevar una dieta sana y variada que se adapte a las necesidades nutricionales cambiantes del cuerpo. Durante la infancia y la adolescencia, los requerimientos de energía y nutrientes son altos para favorecer un rápido crecimiento y desarrollo. El embarazo y la lactancia también aumentan la necesidad de ciertos nutrientes, al igual que los cambios que tienen lugar en la madurez y en la vejez. Saber lo que el cuerpo requiere en las diferentes etapas ayuda a mantener el bienestar a lo largo de la vida.

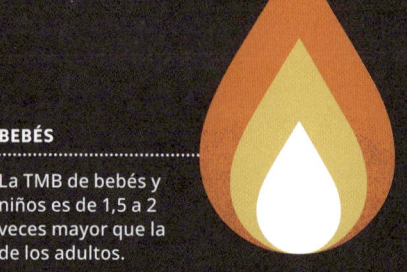

BEBÉS

La TMB de bebés y niños es de 1,5 a 2 veces mayor que la de los adultos.

La TMB aumenta debido al aumento de la masa corporal y a los cambios fisiológicos asociados con el embarazo. La TMB también aumenta durante la lactancia.

EMBARAZO Y LACTANCIA

ADULTOS

Al ser más grandes y tener una mayor proporción de músculo, los hombres tienden a tener una TMB más alta que las mujeres.

Los músculos utilizan más energía para funcionar que grasa. La masa muscular a menudo se reduce en las etapas posteriores de la vida, lo que lleva a una reducción de la TMB.

ADULTOS MAYORES

UN TEMA QUE ARDE

El término *metabolismo* describe las reacciones químicas de quema de calorías que tienen lugar en las células del cuerpo para mantener la vida. La velocidad de estos procesos, la tasa metabólica basal (TMB), se ve influida por factores como la genética, el tamaño y peso corporal, y la edad (véanse pp. 12-13). La TMB es más alta al nacer, ya que los bebés y los niños pequeños tienen mayores necesidades energéticas para su crecimiento y desarrollo. Los músculos son metabólicamente más activos que la grasa, por lo que queman más calorías. Esto significa que la pérdida de masa muscular asociada con el envejecimiento contribuye a una caída en la TMB. La forma más efectiva de estimular el metabolismo es desarrollar músculo mediante el ejercicio físico.

NUTRICIÓN EN LOS PRIMEROS AÑOS

Desde el nacimiento hasta los 12 meses, los bebés crecen más rápido que en cualquier otra etapa de la vida. La leche (materna o de fórmula) debe ser la única fuente de nutrición durante los primeros seis meses. Después, las reservas de algunos nutrientes (por ejemplo, hierro) del bebé comienzan a agotarse y se deben introducir alimentos para reponerlos. Este proceso se conocía antes como destete, pero muchos profesionales de la salud ahora lo llaman alimentación complementaria. La introducción de alimentos sólidos ayuda a desarrollar los músculos necesarios para masticar y hablar. Durante este periodo, es importante aumentar gradualmente la cantidad, variedad y textura de los alimentos en la dieta de un bebé.

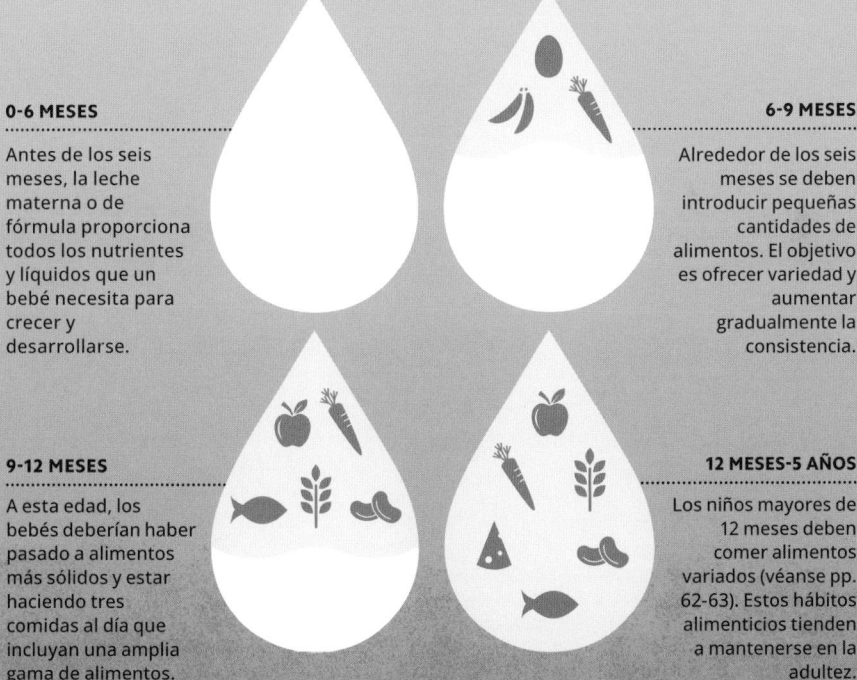

0-6 MESES

Antes de los seis meses, la leche materna o de fórmula proporciona todos los nutrientes y líquidos que un bebé necesita para crecer y desarrollarse.

6-9 MESES

Alrededor de los seis meses se deben introducir pequeñas cantidades de alimentos. El objetivo es ofrecer variedad y aumentar gradualmente la consistencia.

9-12 MESES

A esta edad, los bebés deberían haber pasado a alimentos más sólidos y estar haciendo tres comidas al día que incluyan una amplia gama de alimentos.

12 MESES-5 AÑOS

Los niños mayores de 12 meses deben comer alimentos variados (véanse pp. 62-63). Estos hábitos alimenticios tienden a mantenerse en la adultez.

CREAR BUENOS HÁBITOS

Es importante adquirir hábitos alimenticios saludables (véase más abajo) a una edad temprana para favorecer el desarrollo, fortalecer los huesos y reducir el riesgo de problemas de salud en el futuro. En este periodo se produce un crecimiento lento y constante, pero las necesidades de energía, proteínas y micronutrientes son relativamente altas en comparación con el tamaño corporal y aumentan a medida que los niños crecen. Las proteínas son especialmente importantes para el crecimiento, el mantenimiento y la reparación de los tejidos corporales. Los hábitos de picar entre horas suelen desarrollarse durante esta etapa de la vida, por lo que es crucial que los tentempiés que se proporcionen sean saludables y ricos en nutrientes (véase p. 116).

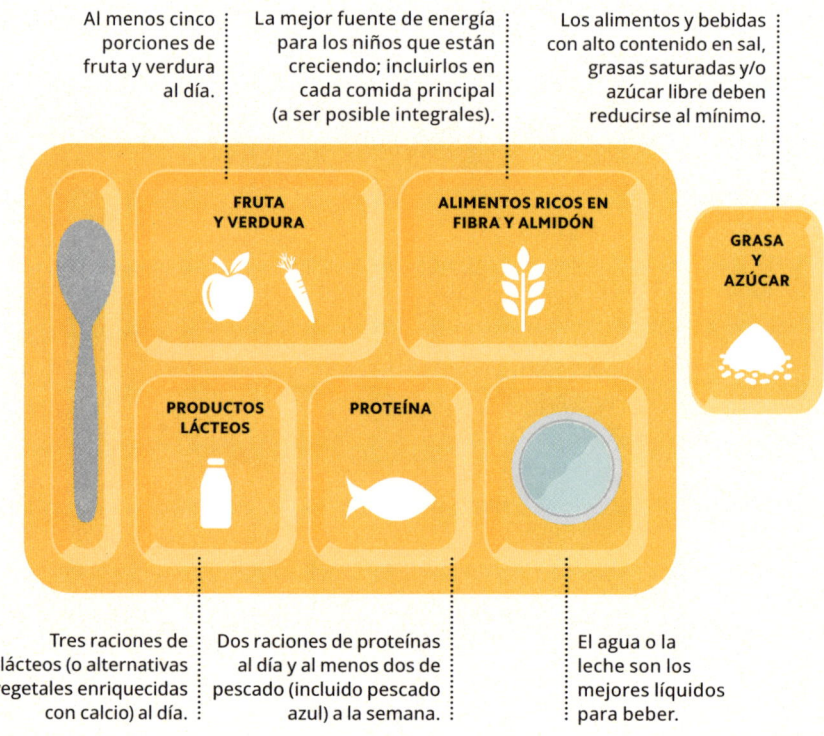

Al menos cinco porciones de fruta y verdura al día.

La mejor fuente de energía para los niños que están creciendo; incluirlos en cada comida principal (a ser posible integrales).

Los alimentos y bebidas con alto contenido en sal, grasas saturadas y/o azúcar libre deben reducirse al mínimo.

FRUTA Y VERDURA

ALIMENTOS RICOS EN FIBRA Y ALMIDÓN

GRASA Y AZÚCAR

PRODUCTOS LÁCTEOS

PROTEÍNA

Tres raciones de lácteos (o alternativas vegetales enriquecidas con calcio) al día.

Dos raciones de proteínas al día y al menos dos de pescado (incluido pescado azul) a la semana.

El agua o la leche son los mejores líquidos para beber.

CRECER

**NUTRIENTES CLAVE
PARA LOS ADOLESCENTES**

Hierro
Es crucial durante todos los periodos de crecimiento rápido (véanse fuentes en p. 34), pero la menstruación aumenta aún más las necesidades de hierro.

Yodo
Una ingesta baja podría retrasar el crecimiento y afectar a la función cognitiva (véase p. 37). Los adolescentes que no consumen pescado o leche deberían considerar tomar suplementos de yodo.

Ácidos grasos omega-3
Las investigaciones indican que desempeñan un papel clave en la función cerebral. Están en el pescado azul, las nueces y los alimentos enriquecidos con omega-3.

Calcio
Para la salud ósea (véase p. 108) son esenciales los lácteos y/o las fuentes no lácteas enriquecidas (véase p. 31). Los adolescentes veganos pueden necesitar un suplemento.

El estirón y los cambios en el desarrollo que acompañan a la adolescencia aumentan las necesidades de energía y nutrientes. En el caso de algunos nutrientes (por ejemplo, calcio, fósforo y hierro), las necesidades son mayores en los adolescentes que en los adultos. Sin embargo, la creciente independencia puede significar que los padres o cuidadores tengan menos control sobre lo que comen los adolescentes. La presión social para ajustarse a una determinada imagen corporal, la gordofobia, o el interés por el bienestar animal o las cuestiones medioambientales también pueden influir en las elecciones alimentarias a esta edad. Los adolescentes suelen tener una ingesta muy baja de muchos nutrientes clave (véase más arriba) y pueden correr el riesgo de sufrir carencias.

COMER Y VIVIR BIEN

Una dieta sana y equilibrada (véanse pp. 62-63) es importante para todas las edades y grupos, y los adultos no son una excepción. Sin embargo, para muchos, es una época en la que el trabajo y la vida familiar ocupan un lugar central, lo que significa que a menudo se olvida la alimentación saludable. Una dieta saludable ayudará al cuerpo a afrontar mejor la vida ajetreada y el estrés, y reducirá el riesgo de enfermedades cardiacas, obesidad, diabetes tipo 2, hipertensión y trastornos digestivos. Las encuestas muestran que muchos adultos no alcanzan los objetivos recomendados de consumo de fruta, verdura, fibra dietética, pescado azul y algunas vitaminas y minerales clave (vitaminas A y D, ácido fólico y minerales como el calcio y el hierro) y, al mismo tiempo, consumen demasiadas grasas saturadas, azúcar y sal.

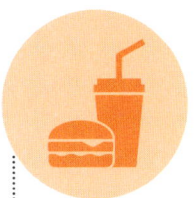

EVITAR
Beber alcohol puede afectar negativamente a la ovulación y a la motilidad de los espermatozoides.

LIMITAR
Algunos estudios apuntan que un alto consumo de cafeína puede afectar negativamente a la fertilidad femenina.

LIMITAR
Una dieta con alimentos ultraprocesados y alimentos ricos en grasas saturadas y grasas trans está relacionada con la infertilidad.

COME MÁS
Los alimentos ricos en grasas monoinsaturadas pueden aumentar la fertilidad femenina, mientras que los ácidos grasos omega-3 pueden mejorar la calidad del esperma.

COME MÁS
Las verduras, los cereales integrales y las legumbres contienen muchos micronutrientes y antioxidantes esenciales que ayudan a aumentar la fertilidad.

COMER PARA CONCEBIR

Las parejas que adoptan una dieta y un estilo de vida saludables durante al menos tres meses antes de intentar tener hijos maximizan sus posibilidades de éxito. Las deficiencias de nutrientes (por ejemplo, vitamina D, hierro, zinc y selenio) pueden reducir la fertilidad, por lo que es importante llevar una dieta saludable que contenga una variedad de frutas y verduras, cereales integrales, proteínas vegetales y grasas saludables. También se recomienda un suplemento de ácido fólico para las personas que intentan quedarse embarazadas, ya que puede reducir el riesgo de defectos congénitos. Conseguir un peso saludable también es importante (véase p. 134). Se necesita cierto nivel de grasa corporal para la ovulación, por lo que tener un peso bajo o sobrepeso puede afectar negativamente a la fertilidad.

NUTRICIÓN PARA DOS

CARNE, AVES, JAMÓN Y MARISCOS CRUDOS O POCO COCIDOS

HÍGADO, PATÉ Y SUPLEMENTOS MULTIVITAMÍNICOS CON VITAMINA A

PRODUCTOS LÁCTEOS NO PASTEURIZADOS

HUEVOS CRUDOS O POCO HECHOS

PESCADO CON ALTO CONTENIDO EN MERCURIO (P. E., CAZÓN, PEZ ESPADA, ATÚN)

ALCOHOL

EVITE

CAFEÍNA
(NO MÁS DE 200 MG AL DÍA; P. E., UNA TAZA DE CAFÉ DE FILTRO O TRES TAZAS DE TÉ)

PESCADO AZUL
(NO MÁS DE DOS PORCIONES A LA SEMANA)

LIMITE

FRUTAS Y VERDURAS, EN PARTICULAR DE HOJA VERDE

ALIMENTOS RICOS EN HIERRO (P. E., CARNE ROJA MAGRA, CEREALES ENRIQUECIDOS, LEGUMBRES)

ALIMENTOS RICOS EN FIBRA (P. E., JUDÍAS, CEREALES INTEGRALES, VERDURAS, FRUTAS)

ALIMENTOS LÁCTEOS PASTEURIZADOS
MUCHA AGUA

COMA/BEBA

Una dieta saludable durante el embarazo beneficiará al bebé y a la mujer. Los requerimientos de nutrientes (calcio y hierro) aumentan durante el embarazo, pero el cuerpo también se adapta durante este periodo para absorberlos en mayor medida de los alimentos. Mientras tanto, las necesidades calóricas aumentan solo ligeramente. Esto significa que la dieta durante el embarazo debe contener alimentos ricos en nutrientes (véase p. 61). Las recomendaciones varían de un país a otro, pero suele aconsejar que las mujeres embarazadas con un peso saludable consuman 840 kJ (200 kcal) adicionales al día en los últimos tres meses. Lo ideal es tomar un suplemento diario de 400 µg de ácido fólico antes de la concepción y durante las primeras 12 semanas de embarazo, junto con un suplemento diario de 10 µg de vitamina D durante todo el embarazo. Las vegetarianas y veganas también pueden necesitar suplemento de yodo, ácidos grasos omega-3 y vitamina B12.

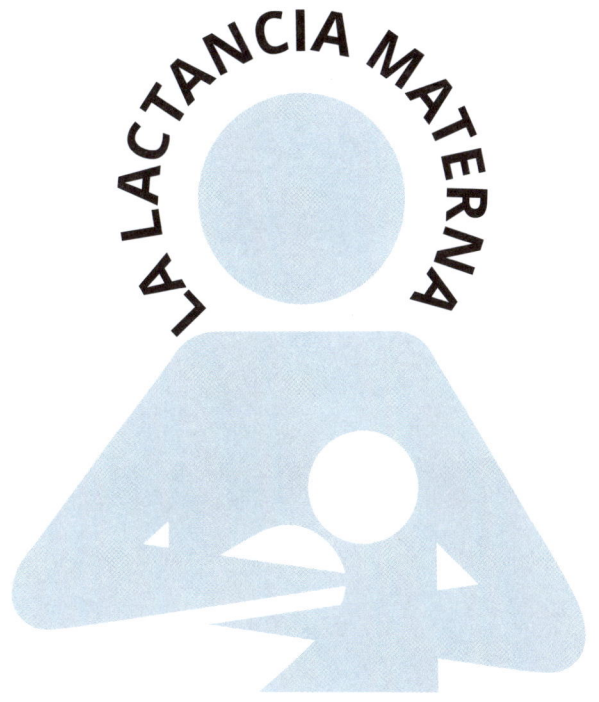

LA LACTANCIA MATERNA

La lactancia materna, para quienes pueden, aporta beneficios tanto para la madre como para el bebé. Puede ayudar a proteger a los bebés contra algunas enfermedades y afecciones a corto y largo plazo (por ejemplo, infecciones y alergias, así como enfermedades cardiacas, diabetes tipo 2 y obesidad en etapas posteriores de la vida). Para las mujeres, reduce el riesgo de cáncer de mama y de ovario, así como de obesidad y enfermedades cardiovasculares. La lactancia materna aumenta las necesidades de líquidos, energía, proteínas y la mayoría de las vitaminas, así como de calcio, fósforo, magnesio, zinc, cobre y selenio. Por lo tanto, es esencial que la lactancia materna vaya acompañada de una dieta rica en nutrientes (véanse pp. 62-63), en especial cereales integrales, lácteos o alternativas lácteas enriquecidas con calcio, y una amplia variedad de proteínas, incluido el pescado graso.

REDUZCA EL CONSUMO DE ALCOHOL Y CAFEÍNA
El alcohol y la cafeína pueden exacerbar los síntomas (por ejemplo, ansiedad, sofocos, problemas de sueño). El alcohol también puede contribuir al aumento de peso.

PROTEJA SU CORAZÓN
El estrógeno estimula al cuerpo a producir colesterol HDL «bueno», que protege el corazón (véase p. 104). Después de la menopausia, esta protección se pierde.

COMA CON REGULARIDAD
Las bajadas de los niveles de azúcar en sangre pueden intensificar los síntomas de la menopausia, como irritabilidad, cansancio, dolores de cabeza y falta de concentración.

TOME SOJA
Las habas de soja y productos derivados contienen fitoestrógenos, que tienen un efecto similar al estrógeno que puede ayudar a reducir los sofocos y los sudores nocturnos.

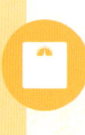

CONTROLE SU PESO
El metabolismo apenas se ralentiza en esta etapa, pero, cuando se combina con síntomas que afectan al ejercicio y a los hábitos alimenticios, es habitual que se produzca un aumento de peso.

PROTEJA LA SALUD DE LOS HUESOS
La disminución de estrógenos acelera la pérdida de calcio de los huesos. Incluya calcio y otros nutrientes beneficiosos para los huesos (véase p. 108).

GESTIONAR EL CAMBIO

Las elecciones dietéticas informadas pueden ayudar a aliviar algunos de los síntomas que a menudo acompañan a la perimenopausia (el periodo previo a la menopausia) y a la propia menopausia. Aunque no todas las mujeres experimentan síntomas, la disminución de estrógenos que se produce en este momento (normalmente entre los 45 y los 55 años) aumenta el riesgo de otros problemas de salud, como enfermedades cardiacas, osteoporosis y aumento de peso. Sin embargo, realizar cambios en el estilo de vida, como hacer ejercicio con regularidad, y seguir consejos para una alimentación saludable (véase más arriba) puede ayudar a reducir el impacto de estos problemas.

UNA VEJEZ MADURA

Los cambios fisiológicos y psicológicos que se producen con el envejecimiento pueden tener un gran impacto en el estado y las necesidades nutricionales. Muchas personas notan que su apetito disminuye al hacerse mayores. Sin embargo, la necesidad de nutrientes sigue siendo la misma o puede aumentar, por lo que es aún más importante llevar una dieta rica en nutrientes (véase p. 60). Una ingesta baja de proteínas puede exacerbar la pérdida de masa muscular (sarcopenia), lo que aumenta el riesgo de caídas. El calcio y la vitamina D son especialmente importantes para proteger los huesos, las vitaminas B para la salud cognitiva, los ácidos grasos omega-3 para un corazón sano y la fibra para evitar que el sistema digestivo se vuelva vago.

> **Con la edad, el cuerpo se vuelve menos eficiente a la hora de procesar algunos micronutrientes.**

MANTÉNGASE HIDRATADO
Beber previene la deshidratación, que es un riesgo a medida que, con la edad, el cuerpo se vuelve menos sensible a las señales de sed.

CONTROLE EL AUMENTO DE PESO
Una dieta de alimentos ricos en nutrientes en lugar de alimentos energéticos previene el aumento de peso, que a menudo acompaña a la pérdida de masa muscular y a la disminución de la tasa metabólica.

HAGA QUE LA COMIDAS TENGAN SU PAPEL
Basar comidas, tentempiés y bebidas en alimentos ricos en nutrientes puede ayudar a garantizar que la dieta proporcione una nutrición adecuada, incluso cuando el apetito disminuye.

PREVENGA LA PÉRDIDA DE MÚSCULO
Una pérdida drástica de masa muscular (sarcopenia) aumenta la fragilidad, lo que limita aún más la movilidad y suele ir acompañado de una rápida pérdida de peso.

LA SA

DE LOS

A LA CA

L U D

P I E S

B E Z A

La dieta afecta a todo el cuerpo, desde los ojos, los dientes y la piel hasta el corazón, los huesos y las articulaciones. En el centro se encuentra el microbioma intestinal, que no solo influye en la salud del sistema digestivo, sino que también interactúa con otras partes del cuerpo, como el sistema inmunológico y el cerebro. Esta interrelación pone de manifiesto cómo los nutrientes que favorecen una parte del cuerpo también pueden influir en otra. Subraya la importancia de una dieta rica en nutrientes para la salud de todo el cuerpo.

ALIMENTAR EL CEREBRO

El cerebro depende de una buena nutrición y utiliza la glucosa como combustible preferido para las células cerebrales, que requieren mucha energía. El omega-3 DHA se encuentra en las membranas celulares y es esencial para transmitir información entre las neuronas del cerebro y la médula espinal. El yodo, el hierro y el zinc favorecen la función cognitiva normal (la memoria, la atención, el pensamiento, el razonamiento y la resolución de problemas), y mantenerse hidratado es clave, ya que el cerebro está compuesto en un 75% por agua. La colina, un nutriente presente en los huevos, los lácteos, la carne, el pollo, el pescado, las judías, los frutos secos y las verduras de hoja verde, también es importante, ya que produce acetilcolina, un neurotransmisor que ayuda al funcionamiento del cerebro y los nervios, así como a la memoria.

CLAVES NUTRICIONALES

DHA
Importante para mantener el funcionamiento normal del cerebro. Se encuentra en el pescado azul.

Yodo
Esencial para el funcionamiento cognitivo a lo largo de la vida. Véase p. 37 para sus fuentes.

Hierro
Contribuye a un normal funcionamiento cognitivo. Véase p. 34 para sus fuentes.

Vitaminas B
Apoyan el funcionamiento cognitivo. Véanse pp. 24-25 para sus fuentes.

CLAVES NUTRICIONALES

Proteína
Ayuda al cuerpo a producir queratina, que fortalece el cabello. Véanse pp. 70-71 para sus fuentes.

Biotina (vitamina B7)
Puede desempeñar un papel en el crecimiento saludable del cabello. Véanse pp. 24-25 para sus fuentes.

Selenio
Mantiene el cabello sano, pero un exceso (vía suplementos) puede provocar su caída. Véase p. 36 para sus fuentes.

Zinc
Favorece la salud capilar, especialmente el crecimiento del pelo. Véase p. 35 para sus fuentes.

ALIMENTAR LAS RAÍCES

El estado del cabello es un reflejo directo la calidad de la dieta, ya que cada folículo piloso necesita un suministro de energía y nutrientes (véase arriba) para alimentar las células de las raíces del pelo que crecen en su interior. Cuando la ingesta de nutrientes es inadecuada, tal vez como resultado de una enfermedad o una dieta extrema, el cabello deja de crecer y, al cabo de unos tres meses, puede producirse un debilitamiento o pérdida del mismo. El consumo de alimentos ricos en proteínas ayuda a garantizar la producción de queratina, una proteína que da al cabello su estructura y fuerza; la falta de queratina hace que el cabello se vuelva quebradizo y débil. Una anemia por deficiencia de hierro (véase p. 152) también puede provocar la caída del cabello, por lo que es recomendable consumir muchos alimentos ricos en hierro.

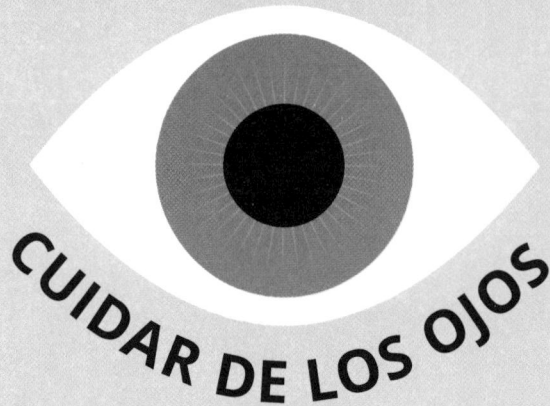

CUIDAR DE LOS OJOS

Una dieta que favorezca la vista, rica en nutrientes clave (véase abajo), puede proteger los ojos y reducir el riesgo de cataratas y de degeneración macular asociada a la edad (DMAE). La vitamina A es esencial para ver en condiciones de poca luz. El poder antioxidante de la luteína, la zeaxantina y las vitaminas C y E puede prevenir la oxidación que hace que el cristalino se enturbie y acabe provocando cataratas. El zinc también es importante; muy concentrado en el ojo, junto con la vitamina A favorece una buena visión. Mantener unos niveles saludables de glucosa en sangre (véase p. 135) y de colesterol (véase p. 136) también ayuda a prevenir daños en los vasos sanguíneos que nutren los ojos.

CLAVE NUTRICIONALES

Vitamina A
Se transforma en un pigmento en la retina que ayuda a ver en condiciones de poca luz. Véase p. 23 para sus fuentes.

Luteína y zeaxantina
Presentes en todas las verduras de hoja verde, estos potentes antioxidantes parecen proteger contra la DMAE.

Vitamina C
Puede proteger contra las cataratas y retrasar su progresión. Véase p. 26 para sus fuentes.

DHA
Ácido graso omega-3 ayuda al desarrollo ocular en los bebés y para una buena visión posterior. Está en el pescado azul.

MANTENER EN BUEN ESTADO LA BOCA

Una boca sana implicar mantener dientes y encías fuertes, lo que se puede lograr con una buena nutrición (véase abajo). El calcio, el fósforo y el magnesio conservan la estructura y la fuerza de mandíbula y dientes, mientras que el flúor es importante para fortalecer el esmalte dental. La vitamina C mantiene sanos los tejidos conectivos, y las vitaminas A, B2, B3 y B7 mantienen húmeda la mucosa bucal. Las úlceras bucales o aftas pueden aparecer cuando hay riesgos para el sistema inmunológico, por ejemplo, cuando se está estresado o enfermo, o como resultado de una carencia de hierro o vitamina B12. La exposición frecuente de los dientes al azúcar es una de las principales causas de caries dental (véase p. 143).

CLAVES NUTRICIONALES

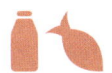

Calcio y fósforo
Mantienen la mandíbula fuerte y confieren a los dientes su estructura y fortaleza. Véanse pp. 31-32 para sus fuentes.

Magnesio
Fortalece el esmalte de la superficie dental, que protege los dientes contra las caries. Véase p. 33 para sus fuentes.

Vitamina C
Mantiene fuertes los tejidos conectivos y protege contra la periodontitis. Véase p. 26 para sus fuentes.

Vitamina D
Ayuda a la absorción del calcio y fósforo de los alimentos. Véase p. 27 para sus fuentes.

PROTEGER EL CORAZÓN

Una buena nutrición es esencial para la salud cardíaca, ya que los nutrientes clave (véase abajo) pueden ayudar a mantener el corazón y la circulación en perfecto estado, además de proteger contra enfermedades. Los alimentos ricos en nitratos (por ejemplo, la remolacha y las verduras de hoja verde) producen en la sangre un gas llamado óxido nítrico que relaja los vasos sanguíneos, mejorando el flujo de oxígeno y nutrientes por el cuerpo y ayudando a reducir la presión arterial. Los polifenoles (presentes en muchos alimentos vegetales) tienen un efecto similar y aportan antioxidantes. Las grasas saturadas y las grasas trans están asociadas al colesterol LDL «malo» (véase p. 136) y a los trastornos cardiovasculares.

CLAVES NUTRICIONALES

Ácidos grasos omega-3
Reducen la inflamación, cuidan los vasos sanguíneos y regulan la presión arterial y el ritmo cardíaco (están en el pescado azul).

Magnesio
Necesario para las contracciones musculares que permiten un ritmo cardíaco constante. Véase p. 33 para sus fuentes.

Vitamina C
Ayuda a producir colágeno, que es vital para la salud de los vasos sanguíneos. Véase p. 26 para sus fuentes.

Potasio
Actúa junto con el sodio para controlar la presión arterial. Véase p. 30 para sus fuentes.

CLAVES NUTRICIONALES

Hierro
Parte de la hemoglobina, que transporta oxígeno por todo el cuerpo. Véase p. 34 para sus fuentes.

Vitaminas B
Las vitaminas B2, B6, B9 y B12 son vitales para producir glóbulos rojos sanos. Véanse pp. 24-25 para sus fuentes.

Agua
Como la sangre es un 90% de agua, mantenerse hidratado evita una disminución del volumen sanguíneo.

Vitamina C
Ayuda al cuerpo a absorber el hierro de los alimentos vegetales. Véase p. 26 para sus fuentes.

NUTRIENTES EN CIRCULACIÓN

La sangre transporta nutrientes a las células, pero también necesita vitaminas y minerales para un funcionamiento eficaz. Sin una buena nutrición (véase arriba), la sangre presenta una deficiencia de glóbulos rojos, lo que puede causar anemia (véase p. 152) y, si no se está bien hidratado, se vuelve espesa, lo que dificulta que el corazón la bombee por el cuerpo. El calcio y la vitamina K también son nutrientes esenciales para la coagulación de la sangre, mientras que el cobre ayuda a transportar el hierro por el cuerpo, por lo que una deficiencia de cobre también puede provocar anemia.

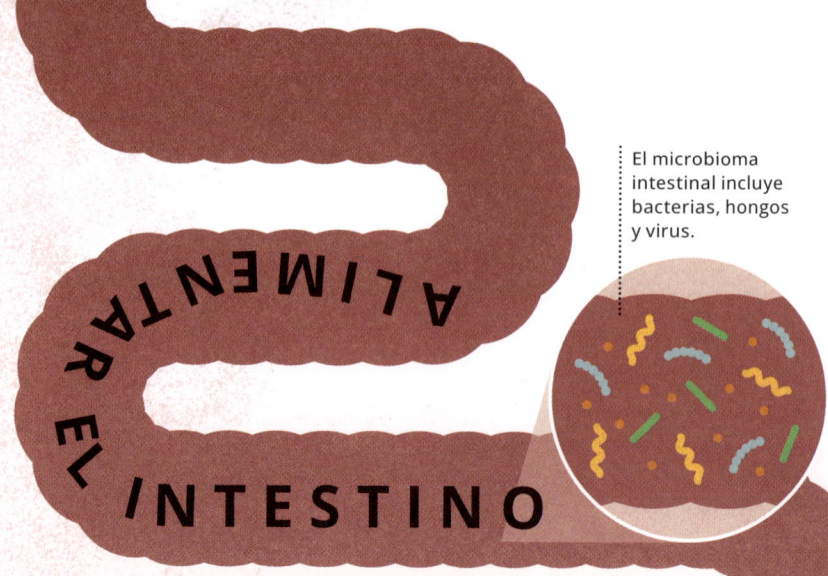

El microbioma intestinal incluye bacterias, hongos y virus.

ALIMENTAR EL INTESTINO

El intestino grueso alberga unos 100 billones de microbios (conocidos como microbioma intestinal, véanse pp. 54-55). Las investigaciones indican que el equilibrio de la flora intestinal influye en muchos aspectos de la salud. Una dieta variada y rica en fibra ofrece beneficios digestivos (véanse pp. 20-21) y ayuda a mantener un equilibrio saludable entre las bacterias intestinales «buenas» y las potencialmente dañinas. Cuando las bacterias intestinales fermentan las fibras, producen ácidos grasos de cadena corta (AGCC), que alimentan y fortalecen el revestimiento intestinal. Las fibras prebióticas alimentan a las bacterias «buenas», mientras que los probióticos refuerzan la diversidad intestinal.

CLAVES NUTRICIONALES

Prebióticos
Las fibras no digeribles de muchos alimentos vegetales nutren a las bacterias «buenas».

Probióticos
Los productos fermentados (por ejemplo, el kimchi) aportan bacterias beneficiosas al microbioma intestinal.

Polifenoles
Las bacterias intestinales transforman estos compuestos, que están en los alimentos de origen vegetal, en sustancias saludables.

Agua
El agua mantiene los alimentos en movimiento por los intestinos y ayuda a prevenir el estreñimiento.

CLAVES NUTRICIONALES

Vitamina C
Protege el sistema inmunitario neutralizando los radicales libres que dañan las células. Véase p. 26 para sus fuentes.

Vitamina D
Reduce las reacciones inflamatorias y ayuda a regular el funcionamiento del sistema inmunitario. Véase p. 27 para sus fuentes.

Selenio
Ayuda a reforzar la respuesta del cuerpo a las infecciones y produce nuevas células inmunes. Véase p. 36 para sus fuentes.

Zinc
Produce nuevas células inmunes y ayuda a la comunicación entre ellas. Véase la p. 35 para sus fuentes.

El sistema inmunitario es una compleja red de células, tejidos y órganos que destruye toxinas, protege contra los gérmenes y combate los cambios celulares que causan enfermedades, como el cáncer. Llevar una dieta variada y rica en verduras contribuye a un sistema inmunitario sano al proporcionar nutrientes clave (véase arriba) y vitaminas (A, B6, B9, B12) y minerales (hierro y cobre) adicionales. Estos nutrientes actúan de muchas maneras; p. e., ayudan a producir células inmunes y favorecen la comunicación entre ellas, o refuerzan la respuesta a las infecciones. Los estudios también apuntan que la clave para un sistema inmunitario fuerte es tener un microbioma intestinal sano (véase p. opuesta).

FORTALECER LA INMUNIDAD

CONSTRUIR HUESOS

La fortaleza y la salud de los huesos dependen de una buena nutrición (véase abajo), y el nutriente más importante es el calcio. Los primeros 30 años de vida son clave para la formación de los huesos, especialmente durante el estirón de la adolescencia, por lo que, cuanto más calcio se deposite en ellos en este momento, más protegidos estarán contra la osteoporosis en etapas posteriores de la vida (véase p. 150). La vitamina D ayuda al cuerpo a absorber y utilizar el calcio, mientras que la vitamina C es necesaria para producir colágeno, una proteína esencial para la formación de los huesos. Sin embargo, una ingesta muy elevada de retinol (vitamina A), principalmente a través de suplementos o del consumo frecuente de hígado o productos derivados del hígado, hace que los huesos se debiliten al reducir la densidad mineral ósea.

CLAVES NUTRICIONALES

Calcio
Esencial para un desarrollo óseo sano. Véase p. 31 para sus fuentes.

Vitamina D
Ayuda al cuerpo a absorber el calcio, lo que favorece el buen desarrollo de los huesos. Véase p. 27 para sus fuentes.

Vitamina K
Ayuda a formar y sanar los huesos al activar una hormona proteica llamada osteocalcina. Véase p. 29 para sus fuentes.

Magnesio
Ayuda a endurecer y fortalecer los huesos. Véase p. 33 para sus fuentes.

APOYO A LAS ARTICULACIONES

Las articulaciones son las zonas del cuerpo donde se unen dos huesos, y permiten el movimiento. Cada articulación cuenta con tendones (que conectan el músculo con el hueso), ligamentos (que unen los huesos entre sí) y cartílagos (que «acolchan» los extremos de los huesos y amortiguan las articulaciones). Son muchos los nutrientes que mantienen estas partes del cuerpo. La vitamina C, el manganeso y el cobre son necesarios para formar el tejido conectivo, que es un componente clave de cada una de ellas. Además, como las articulaciones forman parte del sistema musculoesquelético, las dietas también deben fomentar unos huesos y músculos sanos (véanse pp. 108 y 110).

CLAVES NUTRICIONALES

Vitamina C
Favorece la salud del tejido conectivo. Véase p. 26 para sus fuentes.

Manganeso y cobre
Favorece la normal formación de tejido conectivo. Véanse pp. 38-39 para sus fuentes.

Vitamina K
Actúa con la proteína del cartílago para favorecer su función. Véase p. 29 para sus fuentes.

Ácidos grasos omega-3
Pueden aliviar la inflamación. Su mejor fuente es el pescado azul.

POTENCIAR LOS MÚSCULOS

Casi la mitad de todas las proteínas del cuerpo se encuentran en los músculos, por lo que una dieta rica en proteínas es esencial para el desarrollo y la reparación musculares. El calcio, el magnesio y el potasio permiten que los músculos se contraigan y relajen, mientras que la vitamina D mejora su funcionamiento. Si falta esta última, se puede producir debilidad y dolor muscular. Para desarrollar músculo, es necesario combinar una ingesta adecuada de proteínas con ejercicios de resistencia (por ejemplo, levantar pesas), así como ingerir suficientes calorías e hidratos de carbono después del ejercicio para reponer las reservas de glucógeno y que el tejido muscular pueda regenerarse.

CLAVES NUTRICIONALES

Proteína
Esencial para desarrollar y mantener la masa muscular. Véanse pp. 70-71 para sus fuentes.

Calcio
Ayuda a transmitir los impulsos nerviosos que provocan la contracción muscular. Véase p. 31 para sus fuentes.

Magnesio
Esencial para la relajación muscular y la prevención de calambres. Véase p. 33 para sus fuentes.

Potasio
Necesario para la contracción muscular y el funcionamiento general. Véase p. 30 para sus fuentes.

> **Cuando la piel está expuesta a la luz solar, el cuerpo puede crear vitamina D.**

ALIMENTAR LA PIEL

Ciertos nutrientes pueden constituir la base de una piel sana, de modo que pueda cumplir su función de barrera protectora frente a virus y bacterias. Los nutrientes clave (véase abajo) no solo regeneran y reparan la piel dañada, sino que también tienen propiedades antioxidantes, eliminando los radicales libres que dañan las células y que están relacionados con el envejecimiento prematuro. Las grasas buenas también favorecen la salud de la piel: los ácidos grasos omega-3, por ejemplo, reducen la inflamación, mientras que las grasas monoinsaturadas pueden proteger contra el envejecimiento de la piel. Limitar el azúcar también puede prevenir el debilitamiento de la elastina y el colágeno, proteínas esenciales que dan forma, estructura y firmeza a la piel.

CLAVES NUTRICIONALES

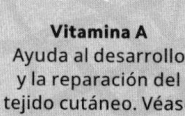 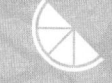  

Vitamina A
Ayuda al desarrollo y la reparación del tejido cutáneo. Véase p. 23 para sus fuentes.

Vitamina C
Estimula la formación de colágeno, que aporta estructura a la piel. Véase p. 26 para sus fuentes.

Vitamina E
Ayuda a la cicatrización de heridas y previene las cicatrices. Véase p. 28 para sus fuentes.

Zinc
Alivia la inflamación y ayuda a la cicatrización de las heridas. Véase p. 35 para sus fuentes.

HÁBITOS

ALIMEN

Y DIETAS

TICIOS

Lo que comemos, cuándo, con qué frecuencia, cuánto y a qué velocidad contribuye a nuestros hábitos alimenticios, que están determinados por muchos factores, como la familia y los amigos, las preferencias y creencias individuales, y las influencias económicas y culturales. Los hábitos alimenticios se establecen en los primeros años de vida, pero se desarrollan con la edad y las circunstancias cambiantes. Nuestra dieta también está determinada por la geografía (que determina los alimentos que están disponibles), nuestra salud general, cualquier afección médica y compromiso ambiental. En conjunto, estos factores influyen significativamente en los alimentos que elegimos comer.

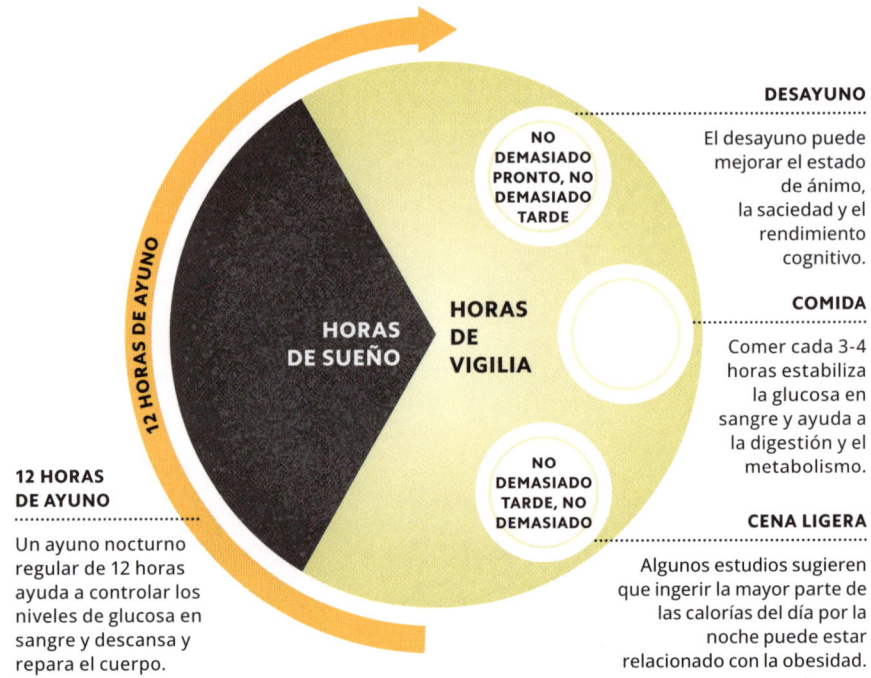

DESAYUNO

El desayuno puede mejorar el estado de ánimo, la saciedad y el rendimiento cognitivo.

NO DEMASIADO PRONTO, NO DEMASIADO TARDE

HORAS DE SUEÑO

HORAS DE VIGILIA

12 HORAS DE AYUNO

COMIDA

Comer cada 3-4 horas estabiliza la glucosa en sangre y ayuda a la digestión y el metabolismo.

NO DEMASIADO TARDE, NO DEMASIADO

12 HORAS DE AYUNO

Un ayuno nocturno regular de 12 horas ayuda a controlar los niveles de glucosa en sangre y descansa y repara el cuerpo.

CENA LIGERA

Algunos estudios sugieren que ingerir la mayor parte de las calorías del día por la noche puede estar relacionado con la obesidad.

TIEMPO DE COMER

Los patrones alimenticios pueden variar y dependen de varios factores, como la cultura, los hábitos, el hambre, la etapa de la vida y los patrones de trabajo. Sin embargo, para la mayoría de las personas, buena parte de las calorías se consumen en un periodo de 12 horas, entre el despertar y la hora de acostarse. Algunos estudios indican que la ingesta de nutrientes puede estar relacionada con los patrones alimenticios. La constatación más habitual es que saltarse el desayuno resulta en una menor ingesta de nutrientes clave y una peor calidad general de la dieta. El impacto de los tentempiés (p. 116) y la frecuencia de las comidas no está claro. Para algunos grupos, como los niños pequeños, las personas mayores o cualquier persona con poco apetito, comer poco y a menudo puede ser un patrón beneficioso. Sin embargo, los tentempiés suelen tener un alto contenido en grasas, azúcar y/o sal, y no aportan el mismo valor nutricional que una comida.

UN CICLO NEGATIVO

Saltarse comidas puede tener un efecto adverso tanto en la salud a largo plazo como en la salud mental y el rendimiento físico diarios. En un gran estudio estadounidense realizado con adultos mayores de 40 años, comer solo una vez al día se relacionó con mayores tasas de enfermedades cardíacas y mortalidad. Otro estudio mostró que los jóvenes que se saltaban el desayuno eran más propensos a sufrir estrés o depresión que los que desayunaban. La glucosa es el combustible número uno para el cerebro, por lo que, cuando los niveles de glucosa en sangre bajan, a menudo se producen antojos de tentempiés grasos y azucarados que prometen energía al instante, y rápidamente puede establecerse un patrón de malas elecciones alimenticias.

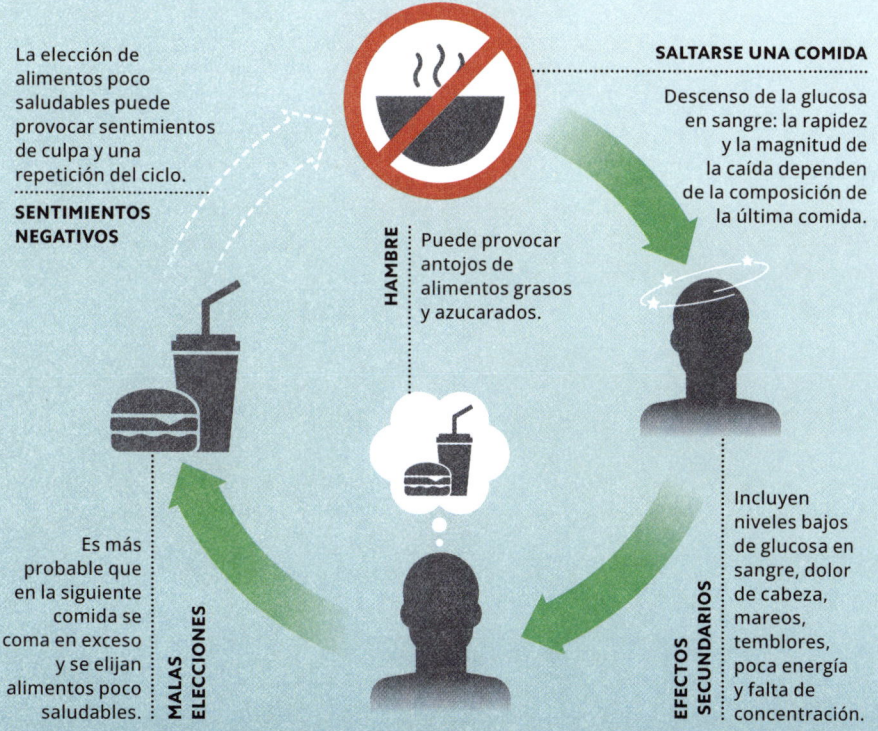

La elección de alimentos poco saludables puede provocar sentimientos de culpa y una repetición del ciclo.

SENTIMIENTOS NEGATIVOS

SALTARSE UNA COMIDA

Descenso de la glucosa en sangre: la rapidez y la magnitud de la caída dependen de la composición de la última comida.

HAMBRE Puede provocar antojos de alimentos grasos y azucarados.

Es más probable que en la siguiente comida se coma en exceso y se elijan alimentos poco saludables.

MALAS ELECCIONES

EFECTOS SECUNDARIOS Incluyen niveles bajos de glucosa en sangre, dolor de cabeza, mareos, temblores, poca energía y falta de concentración.

UN BOCADO RÁPIDO

Definido como cualquier alimento que se come entre comidas, un tentempié puede contribuir positivamente a la ingesta diaria de nutrientes. Puede evitar una caída de los niveles de glucosa en sangre, proporcionar un útil impulso de energía y ayudar a frenar el hambre, reduciendo el riesgo de comer en exceso en la siguiente comida. Para quienes no tienen mucho apetito, los tentempiés pueden resultar de ayuda para mantener una buena nutrición. No obstante, muchos son procesados y ricos en calorías, grasas saturadas, azúcar y sal, por lo que comer demasiados puede contribuir a problemas de salud como la obesidad y la caries dental. Los tentempiés más saludables (véase abajo) tienen menos de estos ingredientes, contienen menos calorías y aportan nutrientes clave, como proteínas, fibra, vitaminas y minerales.

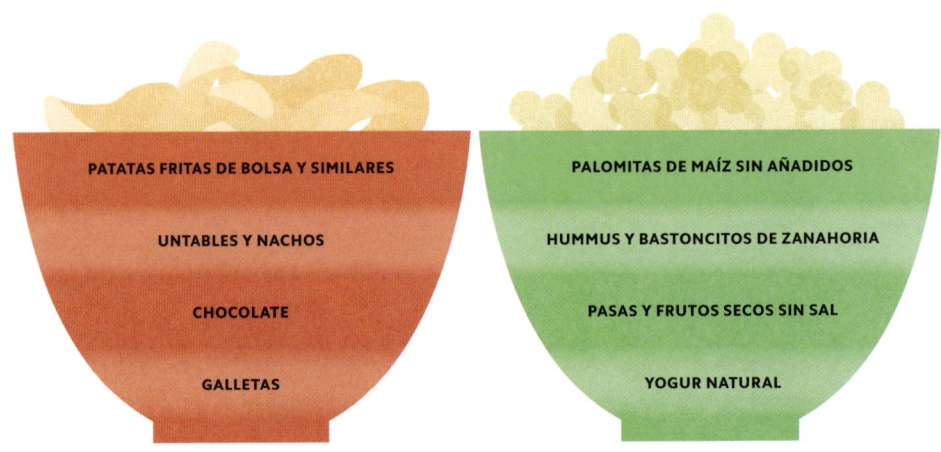

PATATAS FRITAS DE BOLSA Y SIMILARES

UNTABLES Y NACHOS

CHOCOLATE

GALLETAS

PALOMITAS DE MAÍZ SIN AÑADIDOS

HUMMUS Y BASTONCITOS DE ZANAHORIA

PASAS Y FRUTOS SECOS SIN SAL

YOGUR NATURAL

Opciones más saludables
Si se eligen los alimentos del bol verde en lugar de los del bol rojo, se asegurará de tener siempre a mano tentempiés más saludables.

MANOS AHUECADAS

Una porción de verduras, pasta o arroz cabe en unas manos ahuecadas.

MANO ABIERTA

Una porción de pollo o pescado blanco tiene el tamaño de una mano abierta.

PUÑO

Una porción de fruta o patata asada equivale a un puño cerrado.

PALMA DE LA MANO

Una porción de pescado azul, carne roja o legumbres cocidas tiene el tamaño de la palma de una mano.

PUNTA DEL PULGAR

Una porción de mantequilla o aceite de cocina equivale a la punta del pulgar.

PULGARES

Una porción de queso equivale al tamaño de los pulgares juntos.

¿CUÁNTO?

Controlar las porciones de comida es clave para una dieta equilibrada y para mantener el peso (véase p. 134). El tamaño adecuado de las porciones varía en función de factores como la edad, el género y el nivel de actividad. A modo de guía sencilla, las manos proporcionan un buen punto de partida para muchos alimentos (véase arriba); un enfoque que funciona, ya que las personas de cuerpo más menudo, que suele requerir porciones de menor tamaño, tienden a tener manos más pequeñas. Use el apetito como guía, pero póngase como objetivo una ingesta diaria de cinco porciones de frutas y verduras; 3-4 de alimentos ricos en fibra y almidón; 2-3 de lácteos o alternativas (véanse pp. 68-69), y dos de alimentos ricos en proteínas.

QUÉ ANIMA A COMER DEMASIADO

Las personas comen por muchas razones, además de por tener hambre. Comer a menudo tiene que ver más con el hábito o con satisfacer una necesidad emocional que con proporcionar al cuerpo la energía y los nutrientes que necesita, lo que puede llevar a un excedente energético en una dieta y provocar un aumento de peso. Las personas suelen recurrir a la comida como recompensa, para celebrar algo o para combatir el aburrimiento, la soledad, la ansiedad o la tristeza. Llevar un diario de alimentos y estados de ánimo puede ayudar a identificar estos detonantes y así adoptar estrategias que minimicen la ingesta no relacionada con el hambre.

IDENTIFICAR DETONANTES

Emociones
Cualquier emoción puede desencadenar la necesidad de comer. Para evitarlo, haga algo hasta que pase esa necesidad, como llamar a un amigo o escuchar música.

Lugares
En algunos sitios, picar entre horas es común (por ejemplo, en el lugar de trabajo). Cambiar los dulces con alto contenido de azúcar por alternativas más saludables (por ejemplo, fruta) es una solución útil.

Personas
Comer sano o ceñirse a unas raciones adecuadas puede resultar difícil cuando son otros los que preparan la comida. Para evitarlo, informe a los demás de sus límites.

Actos sociales
Comida y actos sociales suelen ir de la mano, sobre todo el alcohol (véase p. 80). Coma antes un tentempié saludable para así no llegar con hambre.

PAUSA PARA REFLEXIONAR

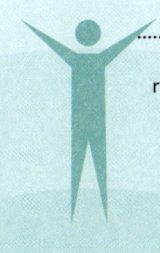

ESCUCHE A SU CUERPO

Practique para reconocer cuándo se siente lleno.

COMA DESPACIO Y MASTIQUE CORRECTAMENTE

El estómago tarda 20 minutos en enviar al cerebro señales de que está lleno.

CONCÉNTRESE EN LA COMIDA

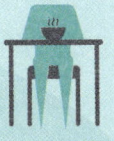

Siéntese a la mesa y centre toda su atención en la comida. Saboree cada bocado.

NO SEA MULTITAREA

Evite distracciones como la televisión, el ordenador o el teléfono.

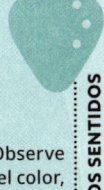

ESTIMULE LOS SENTIDOS

Observe el color, el sabor, la textura y el olor de los alimentos que come.

Una alimentación atenta y sensata anima a la persona a vivir el momento y a ser consciente de los alimentos y bebidas que consume. Llevar una alimentación consciente ayuda a la digestión, regula el apetito, hace que las comidas sean más satisfactorias y promueve una relación más saludable con la comida. Aunque una alimentación consciente no se centra en la pérdida de peso, las dos suelen ir de la mano, ya que ser conscientes de lo que consumimos y comer a un ritmo más lento permite al cuerpo reconocer cuándo está lleno.

ETIQUETADO DE LOS ALIMENTOS

Las etiquetas de los alimentos envasados pueden proporcionar información importante sobre los ingredientes, el valor energético (kJ/kcal) y los nutrientes de un alimento; a veces incluyen las vitaminas y minerales que contiene. También pueden indicar la cantidad de nutrientes clave en una porción representativa, expresada normalmente en forma de porcentaje de la cantidad diaria orientativa o recomendada. Por ley, deben asimismo destacar los principales alérgenos de un alimento, como lácteos, frutos secos o trigo, lo que permite a las personas con alergias determinar qué alimentos pueden consumir sin peligro.

	BAJO	ALTO
TOTAL GRASAS	3 g o menos/100 g	Más de 17,5 g/100 g
ÁCIDOS GRASOS SATURADOS	1,5 g o menos/100 g	Más de 5 g/100 g
TOTAL AZÚCAR	5 g o menos/100 g	Más de 22,5 g/100 g
SAL (SODIO)	0,3 g o menos/100 g (0,1 g o menos/100 g)	Más de 1,5 g/100 g (Más de 0,6 g/100 g)

Cantidades orientativas

Las etiquetas de la UE suelen indicar el nivel de nutrientes clave de un alimento según las directrices gubernamentales (arriba). A veces se utiliza un sistema de etiquetado codificado por colores.

¿QUÉ ES UNA DIETA?

Aunque mucha gente asocia la palabra «dieta» con un régimen de control de calorías diseñado para favorecer la pérdida de peso, su significado es mucho más amplio. La verdadera definición es la suma de los alimentos y bebidas que una persona consume habitualmente. Puede referirse a un régimen específico que se sigue por razones de salud, como una dieta sin gluten, o a un patrón de alimentación que se basa en preferencias o creencias personales, como una dieta vegana. También puede utilizarse para describir una forma de comer que se basa en los hábitos alimenticios de determinadas partes del mundo (por ejemplo, la dieta japonesa o la mediterránea).

NUTRICIÓN

Para promover la salud y el bienestar.

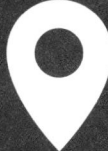

GEOGRAFÍA

Como las dietas japonesa, mediterránea y nórdica (véanse pp. 122-123).

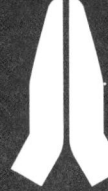

CREENCIAS

Por razones culturales o éticas.

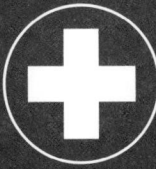

SALUD

Por tratamiento médico o por prevención.

CONTROL DE PESO

Para alcanzar o mantener un peso saludable.

TRADICIONES ALIMENTICIAS MÁS SALUDABLES

Las dietas tradicionales de Japón, los países mediterráneos y los países nórdicos están asociadas con la longevidad y la buena salud en la edad madura: Japón tiene la esperanza de vida más alta del mundo. Las tres también están relacionadas con un menor riesgo de dolencias cardiovasculares, demencia y otras enfermedades crónicas relacionadas con el envejecimiento. Aunque el estilo de vida influye y hay diferencias de alimentos en estas dietas, tienen en común que se enfocan en alimentos de temporada y naturales, mariscos, frutas, verduras y pequeñas cantidades de carne y lácteos.

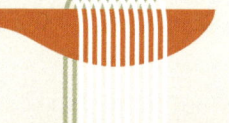

Japón
Japón tiene la tasa más alta del mundo de personas centenarias (en especial en la isla de Okinawa).

ALIMENTOS POPULARES	ALIMENTOS RESTRINGIDOS	HÁBITOS ALIMENTICIOS
Pescado y marisco, especialmente salmón, atún y caballa	Carne: se consumen pequeñas cantidades de cerdo y aves de corral	Porciones pequeñas
Espinacas y col rizada	Productos lácteos	Énfasis en comer despacio y saborear cada bocado
Setas	Mantequilla	Se prefieren los alimentos de temporada y de cultivo local
Productos de soja	Alimentos procesados con alto contenido en grasas y azúcar	En Okinawa, es común utilizar el mantra «hara hachi bu» («come hasta que estés lleno al 80%») antes de las comidas
Alimentos fermentados		
Algas marinas		
Arroz y fideos		

Países mediterráneos

No existe una dieta mediterránea única, pero todas ellas (p. e., en España, Italia y Grecia) comparten algunas características

ALIMENTOS POPULARES	ALIMENTOS RESTRINGIDOS	HÁBITOS ALIMENTICIOS
Frutas y verduras de temporada, de cultivo local	Carne roja	Es común cocinar en casa
Cereales integrales	Mantequilla	Las comidas se hacen en familia
Alubias y legumbres	Alimentos procesados con alto contenido en grasas y azúcar	Son poco frecuentes los tentempiés entre horas
Pescado azul y marisco		
Frutos secos y semillas		
Hierbas frescas		
Ajo		
Aceite de oliva		

Países nórdicos

Hay estudios que han vinculados las dietas de países como Suecia, Finlandia, Noruega y Dinamarca con una mayor esperanza de vida.

ALIMENTOS POPULARES	ALIMENTOS RESTRINGIDOS	HÁBITOS ALIMENTICIOS
Cereales integrales (especialmente centeno, avena y cebada)	Carne roja, excepto pequeñas cantidades de carne de caza	Las familias tienden a comer juntas
Frutas (principalmente frutos rojos) y verduras (principalmente tubérculos)	Alimentos procesados con alto contenido en grasas y azúcar	Son poco frecuentes los tentempiés entre horas
Frutos secos		Énfasis en los alimentos de temporada, de cultivo local y orgánico
Pescado azul como el arenque, la caballa y el salmón		
Aceite de colza		

Futuros más ecológicos

En 2016, un estudio de la Universidad de Oxford estimó que un cambio global hacia un menor consumo de carne y más verduras tendría enormes beneficios en la lucha contra el cambio climático y las muertes prematuras en 2050. El impacto sería mayor en caso de dieta vegetariana y más aún si es una dieta vegana.

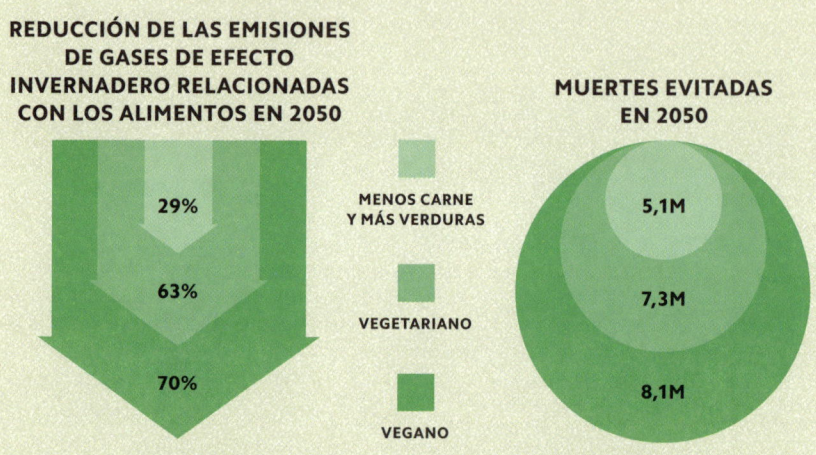

REDUCCIÓN DE LAS EMISIONES DE GASES DE EFECTO INVERNADERO RELACIONADAS CON LOS ALIMENTOS EN 2050

MUERTES EVITADAS EN 2050

29%   MENOS CARNE Y MÁS VERDURAS   5,1M

63%   VEGETARIANO   7,3M

70%   VEGANO   8,1M

APOSTAR AL VERDE

El actual movimiento en favor de dietas vegetales está impulsado por la creciente evidencia de que comer más vegetales y menos productos animales (especialmente carne roja) es mejor para nuestra salud y para el planeta. Al igual que la investigación de la Universidad de Oxford (véase más arriba), un estudio de 2019 de la Harvard School of Public Health, con datos recabados entre más de 81.000 participantes, mostró que quienes comían grandes cantidades de carne tenían mayor riesgo de una muerte prematura. La cría de animales para carne también daña el planeta, contribuyendo a la deforestación y a las emisiones de gases de efecto invernadero (GEI) (véase página opuesta). Las dietas veganas y vegetarianas son las más sostenibles y, si se adoptaran de forma generalizada, podrían reducir sustancialmente las emisiones de gases de efecto invernadero relacionadas con la alimentación, aunque el simple hecho de comer menos carne también es beneficioso.

ALIMENTACIÓN PARA EL PLANETA

La dieta afecta tanto a la salud de una persona como a la del planeta. La producción de alimentos representa hasta el 30% de las emisiones de gases de efecto invernadero (GEI) y el 70% del consumo de agua dulce. La agricultura también es responsable de la deforestación, la degradación de los suelos, la contaminación del agua y la pérdida de biodiversidad. Una alimentación sostenible consiste en elegir alimentos que tengan un bajo impacto en el planeta y sus recursos. Implica pensar en el origen de los alimentos y en los hábitos de compra y cocinado, con el fin de minimizar los residuos, donde las bacterias, al descomponerlos, producen metano (un gas de efecto invernadero).

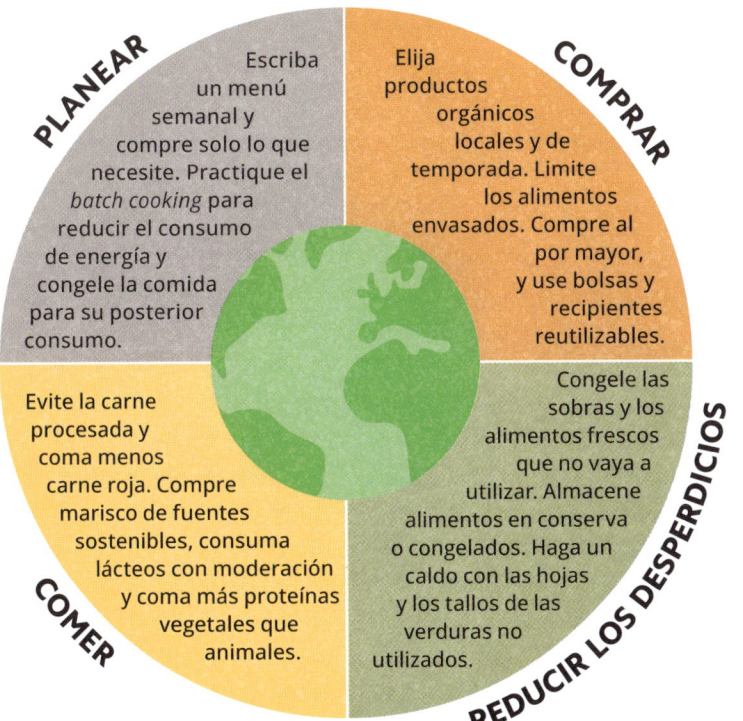

PLANEAR
Escriba un menú semanal y compre solo lo que necesite. Practique el *batch cooking* para reducir el consumo de energía y congele la comida para su posterior consumo.

COMPRAR
Elija productos orgánicos locales y de temporada. Limite los alimentos envasados. Compre al por mayor, y use bolsas y recipientes reutilizables.

COMER
Evite la carne procesada y coma menos carne roja. Compre marisco de fuentes sostenibles, consuma lácteos con moderación y coma más proteínas vegetales que animales.

REDUCIR LOS DESPERDICIOS
Congele las sobras y los alimentos frescos que no vaya a utilizar. Almacene alimentos en conserva o congelados. Haga un caldo con las hojas y los tallos de las verduras no utilizados.

	VEGETALES	CEREALES ENRIQUECIDOS	SOJA Y MICROPROTEÍNAS	LEGUMBRES	FRUTOS SECOS Y SEMILLAS
PROTEÍNA			Todos	Todos	Todos
OMEGA-3 FATS					Nuez, chía, cáñamo, y semillas de lino
CALCIO	Verduras de hoja verde	Algunos (mirar etiqueta)	Soja	Todos	Semillas de sésamo, almendras, nueces y avellanas
HIERRO	Verduras de hoja verde	Todos	Tofu	Todos	Todos
ZINC			Microproteínas	Todos	Todos
SELENIO	Champiñones			Garbanzos	Nueces del Brasil
YODO	Algas				
VITAMINA D	Hongos expuestos a rayos UV	Algunos (mirar etiqueta)			
VITAMINA B12		Todos			

UNA PLANIFICACIÓN VEGETAL

Las dietas de origen vegetal ofrecen una serie de beneficios para la salud bien documentados (véase p. 124), pero también requieren planificación para garantizar todos los nutrientes necesarios para tener una buena salud y bienestar, particularmente en el caso de los niños, cuyo desarrollo requiere un elevado aporte de energía, y de las personas con mayores necesidades nutricionales, como las embarazadas o las lactantes. Algunos nutrientes, como las vitaminas D y B12, y el yodo, son difíciles de obtener a partir de alimentos de origen vegetal. En estos casos, se recomiendan suplementos (véase p. 83) o alimentos enriquecidos como cereales para el desayuno y lácteos de origen vegetal.

¿QUIÉN COME QUÉ?

Las dietas de origen vegetal basadas en plantas varían en los alimentos que incluyen, aunque todas comprenden frutas y verduras. Los flexitarianos no eliminan ningún grupo de alimentos por completo, sino que optan por comer menos carne y más verduras y frutas en general. Los pescatarianos pueden consumir cualquier cosa excepto carne. Los lacto-ovo-vegetarianos no comen carne ni pescado. Los ovo-vegetarianos no consumen carne, pescado ni productos lácteos. Los veganos no consumen ningún producto animal (incluida la miel). La dieta de origen vegetal que elige una persona puede depender de uno o varios factores, como preocupaciones por motivos de salud o responsabilidad relacionada con el bienestar animal o el cambio climático.

	Verduras	Lácteos	Huevo	Pescado	Carne	Miel
FLEXITARIANO	✓	✓	✓	✓	✓	✓
PESCATARIANO	✓	✓	✓	✓		✓
LACTO-OVO-VEGETARIANO	✓	✓	✓			✓
OVO-VEGETARIANO	✓		✓			✓
VEGANO	✓					

PERDER PESO

Para quienes desean perder peso, la inmensa cantidad de dietas existente hace difícil elegir cuál. La clave del éxito para la mayoría de las personas es encontrar un plan que sea efectivo y se adapte a ellas. Hay tres consideraciones importantes. ¿Funciona la dieta? ¿Es saludable? ¿Se puede seguir a largo plazo? Todas tienen como objetivo generar un déficit de calorías, de modo que el cuerpo tenga que utilizar la grasa almacenada para obtener energía (véanse también pp. 12-13). A continuación se evalúan 8 dietas populares.

¿QUÉ ES?	CONTAR CALORÍAS	¿FUNCIONA?
Se calculan las calorías de los alimentos y bebidas para garantizar que una persona se atiene a una cantidad diaria de calorías establecida.	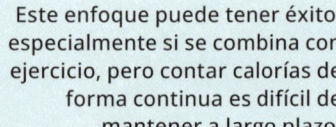	Este enfoque puede tener éxito, especialmente si se combina con ejercicio, pero contar calorías de forma continua es difícil de mantener a largo plazo.

BAJA EN CARBOHIDRATOS/RICA EN PROTEÍNAS

La ingesta diaria de carbohidratos está restringida. Los alimentos proteicos son ilimitados y ayudan a reducir el hambre, ya que se digieren más lentamente.	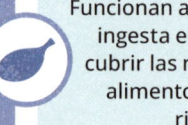	Funcionan a corto plazo, pero la baja ingesta en carbohidratos dificulta cubrir las necesidades de fibra. Los alimentos proteicos también son ricos en grasas saturadas.

CLUBES DE DIETA

Los clubes de dieta suelen recomendar planes de reducción de calorías basados en sistemas de puntuación especialmente diseñados que limitan ciertos alimentos.		El apoyo grupal motiva por más tiempo, pero los pesajes en grupo no son adecuados para todos, y son clubes costosos.

CETO

Esta dieta muy baja en carbohidratos y rica en grasas estimula al cuerpo a descomponer la grasa creando cetonas, que luego se utilizan para proporcionar energía.		Puede producir una pérdida de peso a corto plazo, pero su contenido muy bajo en carbohidratos (20-50 g diarios) puede aumentar el riesgo de enfermedades crónicas.

> **Combinar dieta con ejercicio puede acelerar la pérdida de peso; incluso en reposo, los músculos queman mucha más energía que grasa.**

¿QUÉ ES?	BAJA EN GRASAS	¿FUNCIONA?

La grasa es dos veces más rica en energía que las proteínas o los carbohidratos, por lo que una dieta baja en grasas generalmente reducirá la ingesta de calorías.

Estas dietas pueden ser efectivas porque restringen las calorías, pero a muchas personas les resulta difícil seguirlas a largo plazo.

TIEMPO LIMITADO PARA COMER

Dos días a la semana, la dieta 5:2 limita la ingesta de calorías a unos 2.520 kJ (600 kcal). En la 16:8, las personas limitan el comer diario a un periodo de 8 horas.

Algunas investigaciones han demostrado que estas dietas son seguras y tienen un efecto positivo en la salud, pero seguirlas requiere mucha disciplina.

DIETA PALEO

Inspirada en la Edad de Piedra, incluye carne, pescado, frutos secos, semillas, frutas y verduras, y excluye lácteos, cereales, azúcar y alimentos procesados.

Puede funcionar, probablemente porque excluye varios grupos de alimentos muy energéticos, pero esto podría generar deficiencias nutricionales.

SUSTITUTIVOS DE COMIDAS

Batidos dietéticos y barritas sustituyen a las comidas y tentempiés normales. Algunos planes permiten una comida ordinaria al día con control de calorías.

Funcionan a corto plazo al reducir las calorías, pero estas dietas pueden ser monótonas y plantear problemas cara a las reuniones las familiares o si se sale a comer fuera.

DIETAS ESPECIALES

Algunos trastornos médicos requieren que las personas adopten dietas especiales. A menudo, se debe a un empeoramiento de los síntomas o a que ciertos tipos de alimentos o bebidas constituyen una amenaza para la salud de la persona, por lo que deben evitarse o eliminarse por completo. Es esencial consultar a un nutricionista profesional o a otros expertos en el ámbito de la salud que puedan aconsejar sobre si una de estas dietas es apropiada y cómo asegurarse de que sea nutricionalmente equilibrada.

TIPO DE DIETA ESPECIAL	RAZONES PARA UNA DIETA ESPECIAL
Dietas hipoenergéticas o hipocalóricas.	Reducir el peso corporal en personas con sobrepeso (véase p. 134).
Dietas de exclusión y eliminación (p. e., sin gluten, sin lácteos o sin lactosa).	Controlar la enfermedad celíaca (véase p. 146) o las alergias alimentarias (véase p. 148).
Dietas con mayor aporte energético o proteico	Para personas con mayores necesidades alimenticias, después de sufrir quemaduras o de someterse a una cirugía.
Dietas bajas en proteínas, sodio, potasio o fósforo	Controlar problemas renales o hepáticos.
Dietas controladas o bajas en carbohidratos	Controlar los niveles de glucosa en sangre en personas con prediabetes, diabetes tipo 2 (véase p. 135) o insulinodependientes.
Dietas de textura modificada, incluidas dietas blandas o alimentación por sonda	Tratar disfagia (dificultad para tragar) o estomatitis.
Dietas ricas en fibra, bajas en fibra o FODMAP	Controlar trastornos digestivos como el síndrome del intestino irritable (SII) (véase p. 147).
Dietas para reducir el colesterol	Reducir los factores de riesgo asociados a enfermedades cardiovasculares.
La dieta DASH (enfoques alimentarios para detener la hipertensión)	Reducir la presión arterial alta (véase p. 137).

¿DEMASIADO BUENO PARA SER VERDAD?

Una dieta puede ser una moda si cumple uno de estos puntos:

 Promueve la pérdida rápida de peso: la forma más segura de perder peso y la mejor manera de no recuperarlo es hacerlo de forma lenta y constante.

 Sataniza ciertos alimentos: a menos que la dieta de una persona esté restringida por un trastorno médico, no hay razón para eliminar ningún alimento.

 Promueve alimentos milagrosos: no existen alimentos o bebidas mágicos que provoquen la pérdida de peso.

 Ofrece una solución rápida: deben evitarse los productos que fomentan la pérdida de peso sin cambios en la dieta o el estilo de vida.

 Se basa en testimonios y estudios de caso, pero no cuenta con investigaciones científicas que respalden sus afirmaciones.

 Enlaza a suplementos u otros productos: desconfíe especialmente de las dietas que promueven productos caros.

Hay muchas dietas que ofrecen consejos sobre cómo perder peso. Algunas se basan en investigaciones, pero otras –conocidas como dietas de moda o dietas milagros– surgen para promocionar un producto o sacar provecho de una tendencia. Muchas prometen soluciones rápidas y resultados inmediatos, pero es más probable que generen carencias nutricionales. También pueden ser difíciles de mantener: el peso perdido rápidamente puede recuperarse con la misma rapidez, lo que puede conducir a un ciclo poco saludable conocido como dieta yo-yo. La única manera de perder peso y no recuperarlo es hacer cambios a largo plazo en la dieta y el estilo de vida.

DIETA
Y
ENFERM

EDADES

Comer bien puede proteger contra enfermedades como las cardiopatías, la diabetes tipo 2, la caries dental, la obesidad y muchos tipos de cáncer. Elegir bien los alimentos puede incluso ayudar a revertir algunas dolencias, como el colesterol alto y el estreñimiento, o mejorar los síntomas de afecciones comunes como la indigestión o el insomnio. Ciertos trastornos (por ejemplo, la anemia) pueden requerir consejos alimentarios más específicos y, cuando la alimentación es la responsable de algunos problemas de salud (p. e., la enfermedad celíaca o las alergias alimentarias), la modificación de la dieta es fundamental para su tratamiento.

ALMACENAR DEMASIADA GRASA

Cuando la ingesta energética de una persona supera con frecuencia su gasto energético (véanse pp. 12-13), puede sufrir sobrepeso u obesidad. El exceso de peso corporal aumenta el riesgo de padecer muchas enfermedades crónicas (p. e., diabetes tipo 2, ictus). El índice de masa corporal (IMC) es una herramienta que puede indicar si, en función de su altura, una persona tiene un peso saludable. Sin embargo, lo que aumenta el riesgo para la salud (véase más abajo) es el exceso de grasa corporal (especialmente alrededor de la cintura), no el peso. Los estudios muestran que perder peso de forma eficaz y duradera requiere una estrategia combinada: una dieta hipocalórica y actividad física regular. El sobrepeso y la obesidad son complejos y específicos de cada individuo, por lo que siempre se debe consultar a un profesional de la salud.

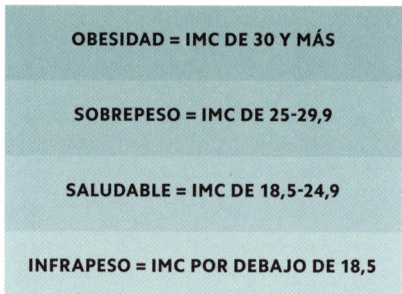

OBESIDAD = IMC DE 30 Y MÁS

SOBREPESO = IMC DE 25-29,9

SALUDABLE = IMC DE 18,5-24,9

INFRAPESO = IMC POR DEBAJO DE 18,5

Hombres: 94 cm

Mujeres: 80 cm

Hombres de origen afrocaribeño, sudasiático, chino y japonés: 90 cm.

IMC
El IMC mide el peso, no la composición corporal, por lo que es una medición inadecuada para algunas personas. P. e., los atletas con mucha masa muscular pueden presentar un IMC alto a pesar de tener poca grasa corporal.

Medida de la cintura
El tamaño máximo aconsejable de la cintura varía en función del sexo y el origen étnico. Algunos hombres (véase más arriba) tienen mayor riesgo de padecer enfermedades cardiovasculares y diabetes con menos grasa corporal.

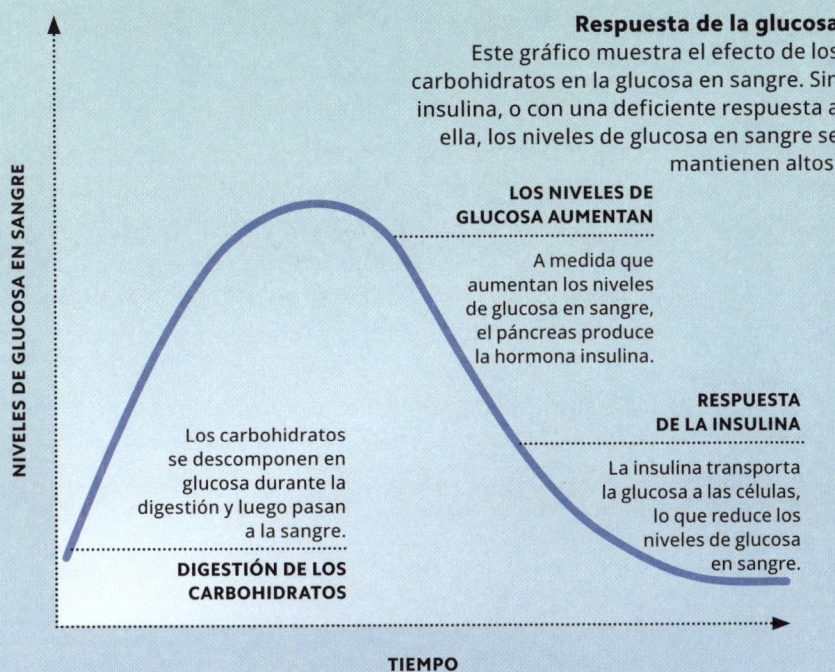

Respuesta de la glucosa

Este gráfico muestra el efecto de los carbohidratos en la glucosa en sangre. Sin insulina, o con una deficiente respuesta a ella, los niveles de glucosa en sangre se mantienen altos.

LOS NIVELES DE GLUCOSA AUMENTAN

A medida que aumentan los niveles de glucosa en sangre, el páncreas produce la hormona insulina.

RESPUESTA DE LA INSULINA

La insulina transporta la glucosa a las células, lo que reduce los niveles de glucosa en sangre.

Los carbohidratos se descomponen en glucosa durante la digestión y luego pasan a la sangre.

DIGESTIÓN DE LOS CARBOHIDRATOS

NIVELES DE GLUCOSA EN SANGRE

TIEMPO

TODO SOBRE LA INSULINA

La diabetes es una enfermedad caracterizada por niveles elevados de glucosa en sangre. Si no se trata o no se controla bien, puede causar daños graves al corazón, los ojos, los riñones, el cerebro y el sistema nervioso. En el mundo, afecta a uno de cada diez adultos. La diabetes tipo 1 (una enfermedad autoinmune) se da cuando el páncreas deja de producir insulina; para su tratamiento hay que aplicar inyecciones de insulina. En la diabetes tipo 2, el cuerpo no produce suficiente insulina o no responde completamente a ella (resistencia a la insulina), por lo que la glucosa en sangre se mantiene en niveles altos (hiperglucemia); supone el 90% de los casos y, para prevenirla, se recomienda perder peso, junto con una dieta saludable que limite los azúcares libres.

CONTROLAR EL COLESTEROL

Los cambios en la dieta pueden ayudar a reducir el colesterol en sangre. El primer paso es sustituir las grasas saturadas, que aumentan el colesterol «malo» (LDL), por grasas monoinsaturadas y poliinsaturadas. Estas ayudan a mantener el colesterol «bueno» (HDL), que elimina el colesterol LDL de los vasos sanguíneos. Otros componentes de la dieta que reducen el colesterol LDL son el betaglucano (una fibra presente en la avena y la cebada [véanse pp. 20-21]), la proteína de soja, los frutos secos y las semillas, y los productos enriquecidos con estanoles y esteroles vegetales. Los alimentos ricos en antioxidantes (p. e., frutas y verduras) también ayudan a reducir la oxidación del colesterol LDL, que provoca la inflamación de las paredes arteriales, un factor de riesgo para el endurecimiento de las arterias (arteriosclerosis).

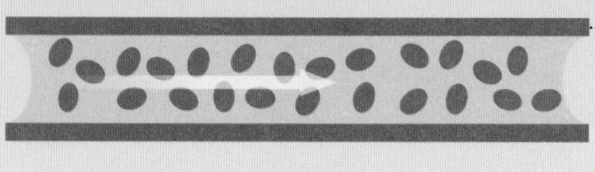

UNA ARTERIA SANA

Un vaso sanguíneo sin acumulación de colesterol permite que la sangre fluya bien por las arterias.

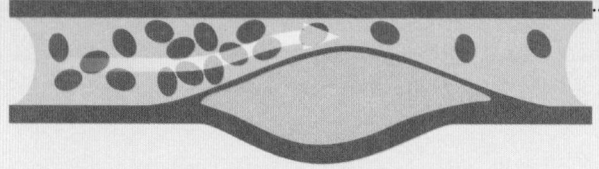

ACUMULACIÓN DE COLESTEROL ALTO

Las grasas saturadas se acumulan y crean placas de grasa que estrechan y endurecen las arterias.

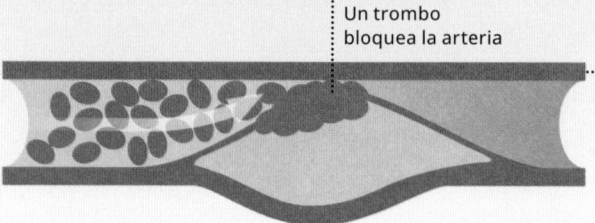

Un trombo bloquea la arteria

TROMBOS

Cuando las placas de grasa se rompen o ulceran, se pueden formar trombos (coágulos de sangre) que bloqueen la arteria, con el consiguiente riesgo de infarto.

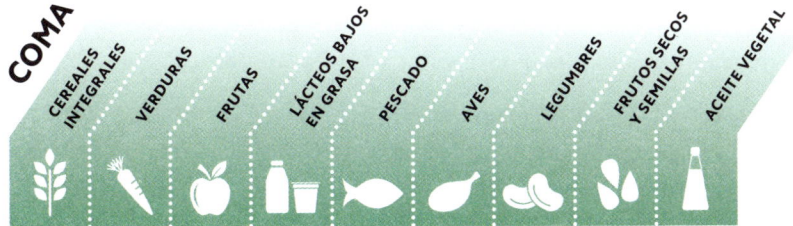

COMA

CEREALES INTEGRALES · VERDURAS · FRUTAS · LÁCTEOS BAJOS EN GRASA · PESCADO · AVES · LEGUMBRES · FRUTOS SECOS Y SEMILLAS · ACEITE VEGETAL

Los ácidos grasos omega-3 contribuyen a mantener una presión arterial normal, así que coma dos raciones de pescado (una de ellas azul) a la semana.

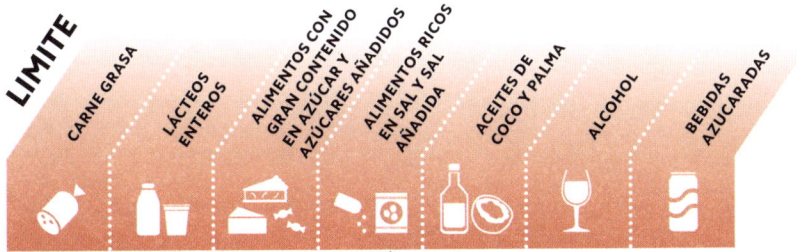

LIMITE

CARNE GRASA · LÁCTEOS ENTEROS · ALIMENTOS CON GRAN CONTENIDO EN AZÚCAR Y AZÚCARES AÑADIDOS · ALIMENTOS RICOS EN SAL Y SAL AÑADIDA · ACEITES DE COCO Y PALMA · ALCOHOL · BEBIDAS AZUCARADAS

La dieta DASH
La dieta DASH (enfoques alimentarios para detener la hipertensión) recomienda comer unos alimentos y limitar otros.

Compruebe el contenido de sal en las etiquetas. Los alimentos con más de 1,5 g de sal/100 g o 1,8 g de sal por ración son ricos en sal.

BAJAR LA PRESIÓN ARTERIAL

La hipertensión (presión arterial alta) se produce cuando la presión en los vasos sanguíneos es demasiado alta. A veces se la conoce como «el asesino silencioso», ya que no suele presentar síntomas, pero aumenta el riesgo de enfermedades cardiovasculares. Una ingesta elevada de sodio, componente clave de la sal, constituye un factor de riesgo (véase p. 75), por lo que el primer tratamiento suele ser reducir la ingesta de sal, eliminándola de las comidas y con un menor consumo de alimentos salados. Otros factores de riesgo son el sobrepeso (véase p. 134) y el consumo excesivo de alcohol (véase p. 80).

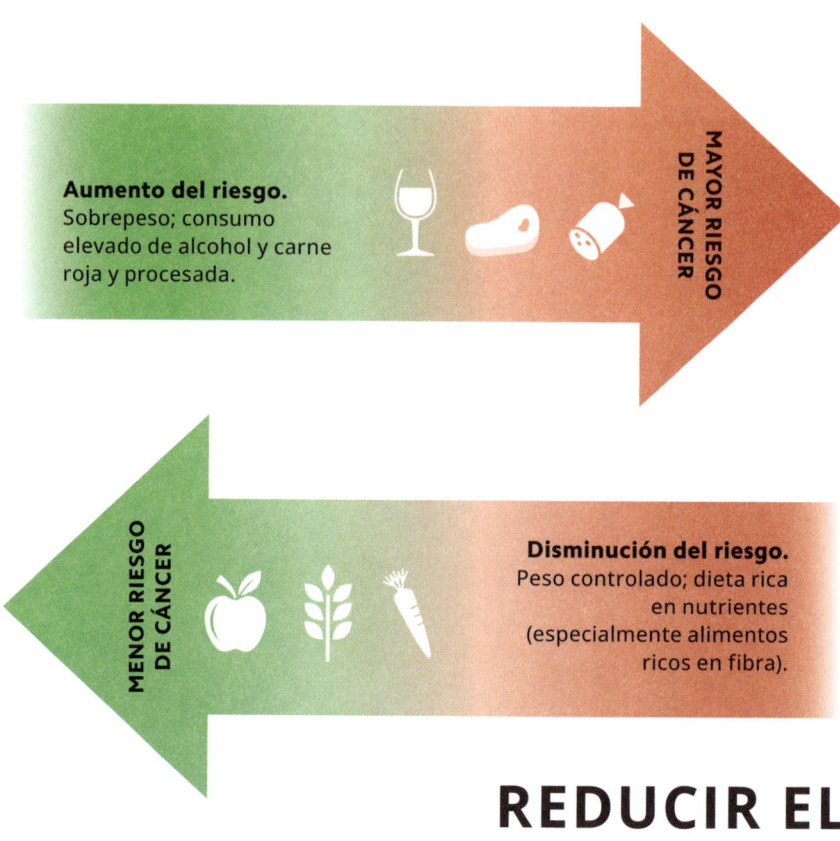

Aumento del riesgo.
Sobrepeso; consumo elevado de alcohol y carne roja y procesada.

MAYOR RIESGO DE CÁNCER

MENOR RIESGO DE CÁNCER

Disminución del riesgo.
Peso controlado; dieta rica en nutrientes (especialmente alimentos ricos en fibra).

REDUCIR EL RIESGO DE CÁNCER

No existe una dieta, alimento o nutriente que pueda prevenir o tratar el cáncer, pero comer de forma saludable ayuda a ello. Controlar el peso es clave, ya que el sobrepeso es la mayor causa de cáncer después del tabaquismo y guarda relación con 13 tipos diferentes de esta enfermedad. Las fibras y los antioxidantes de los alimentos vegetales ricos en nutrientes son los que suelen ofrecer mayor protección; estos alimentos (bajos en grasas saturadas, azúcar y sal) también están relacionados con un mejor control del peso. Para quienes tengan cáncer, no hay evidencia de que las dietas alternativas que afirman curarlo, sean efectivas. A menudo, restringen alimentos nutritivos y pueden hacer más mal que bien.

ENFERMEDAD O INFECCIÓN

ESTADO DE ÁNIMO BAJO O AFECCIÓN MENTAL

DISCAPACIDAD FÍSICA O MENTAL POCO APETITO

DIFICULTAD PARA MASTICAR O TRAGAR POBREZA

CAMBIOS EN EL OLFATO O EN EL GUSTO

DESNUTRICIÓN

La malnutrición se produce cuando el cuerpo carece del aporte energético o de los nutrientes que necesita para funcionar. Aunque es más común en personas mayores y otras con bajo peso corporal, puede darse a cualquier edad por diversos factores físicos y psicológicos. La malnutrición aumenta la vulnerabilidad del cuerpo a las enfermedades, dificulta la cicatrización de las heridas, reduce la fertilidad, causa trastornos por carencias (por ejemplo, anemia), atrofia el crecimiento y provoca una pérdida de masa muscular y fuerza. Es esencial recurrir a ayuda profesional para identificar las causas de la desnutrición y tratarla eficazmente.

GESTIÓN

El diagnóstico y el tratamiento son un primer paso esencial, que debe ir acompañado de asistencia social, en caso necesario, y de una dieta adecuada rica en nutrientes.

ASESORAMIENTO MÉDICO

APOYO PSICOLÓGICO

ASESORAMIENTO DE SERVICIOS SOCIALES (EN CASO NECESARIO)

UNA DIETA EQUILIBRADA Y RICA EN NUTRIENTES

ALIMENTOS ENERGÉTICOS

COMIDAS CON POCA CANTIDAD Y FRECUENTES

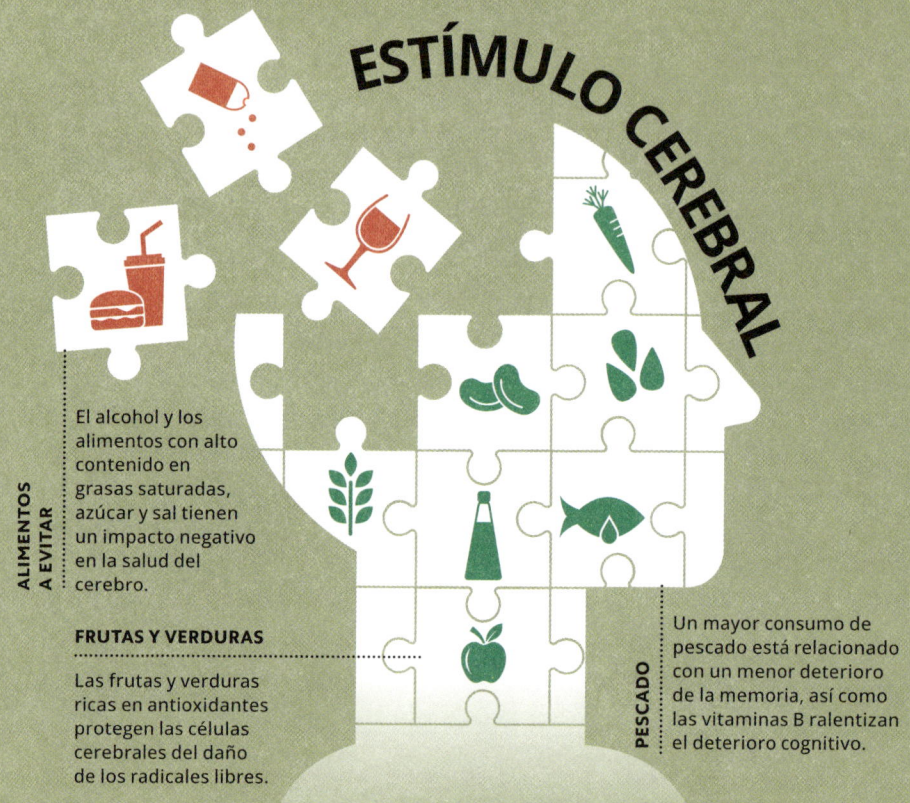

ESTÍMULO CEREBRAL

El alcohol y los alimentos con alto contenido en grasas saturadas, azúcar y sal tienen un impacto negativo en la salud del cerebro.

FRUTAS Y VERDURAS

Las frutas y verduras ricas en antioxidantes protegen las células cerebrales del daño de los radicales libres.

PESCADO

Un mayor consumo de pescado está relacionado con un menor deterioro de la memoria, así como las vitaminas B ralentizan el deterioro cognitivo.

El término *demencia* remite a los síntomas causados por enfermedades que dañan el cerebro (p. e., la enfermedad de Alzheimer y la demencia vascular). Existe un estrecho vínculo con las enfermedades cardiacas: ambas tienen factores de riesgo similares, como el colesterol y la presión arterial altos. Para prevenir la demencia, la dieta MIND (intervención mediterránea-DASH para el retraso neurodegenerativo) combina la dieta mediterránea, cardiosaludable (véanse pp. 122-123) con la dieta DASH (véase p. 130), que baja la presión arterial. Este régimen es bajo en grasas saturadas, azúcar y sal, y rico en mariscos y alimentos de origen vegetal.

ALIMENTAR LA MENTE

Las elecciones alimenticias no solo afectan a la salud física, sino también a la mental. Una dieta nutritiva puede ayudar a aliviar los síntomas relacionados con problemas comunes de salud mental como el estrés, la ansiedad y la depresión. Comer con regularidad e incluir carbohidratos con almidón ricos en fibra (véase p. 66) regula los niveles de glucosa en sangre, evitando bajones que pueden agravar síntomas como la falta de energía o la irritabilidad. Algunos alimentos ricos en proteínas contienen triptófano, un aminoácido que produce serotonina, sustancia química que aumenta la sensación de felicidad. Hay estudios que muestran que las dietas ricas en pescado, alubias, cereales integrales, frutas y verduras, como la dieta mediterránea (véanse pp. 122-123), ayudan a protegerse contra la depresión.

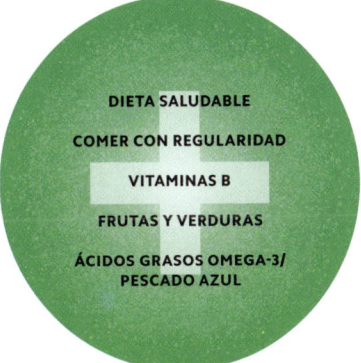

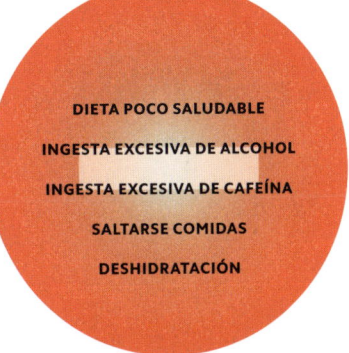

Elecciones positivas
La elección alimenticia saludable (véanse pp. 62-63) pueden fomentar una salud mental positiva, ya que aumentan la sensación de bienestar.

Elecciones negativas
La cafeína puede aumentar la ansiedad. El ánimo bajo o el mal humor pueden ser causados por el exceso de alcohol (véase p. 80), saltarse comidas (véase p. 115) o la deshidratación.

HÁBITOS DESORDENADOS

Los trastornos alimenticios son enfermedades mentales graves que afectan a cualquier persona, con independencia de su sexo, edad u origen étnico. Los comportamientos desordenados –como limitar la comida, comer cantidades muy grandes de una sola vez y utilizar métodos poco saludables para eliminar los alimentos ingeridos– suelen ser respuesta a sentimientos complicados. Hay muchos tipos de trastornos alimenticios: anorexia nerviosa, bulimia nerviosa y trastorno por atracón. Si un trastorno no cumple con unos criterios diagnósticos concretos, se le llama «trastorno alimenticio atípico» (OSFED, por sus siglas en inglés). Todos estos trastornos causan daños graves en la salud física y mental, pero es posible recuperarse por completo si se recurre a ayuda profesional.

PROTEGER LOS DIENTES

La caries dental y la periodontitis son problemas muy extendidos, pero se pueden prevenir con una buena higiene dental y una dieta que limite el azúcar y los alimentos y bebidas ácidas. Las bacterias de la placa dental se alimentan de residuos de alimentos con carbohidratos y crean ácidos que dañan el esmalte dental. Todos los alimentos con carbohidratos pueden causar daños, pero los azúcares son los que más afectan. Los alimentos ácidos, los zumos de frutas y las bebidas gaseosas también van deshaciendo el esmalte dental (erosión dental). Si los dientes están expuestos a menudo a ácidos, se puede formar una pequeña cavidad que conduce a la caries.

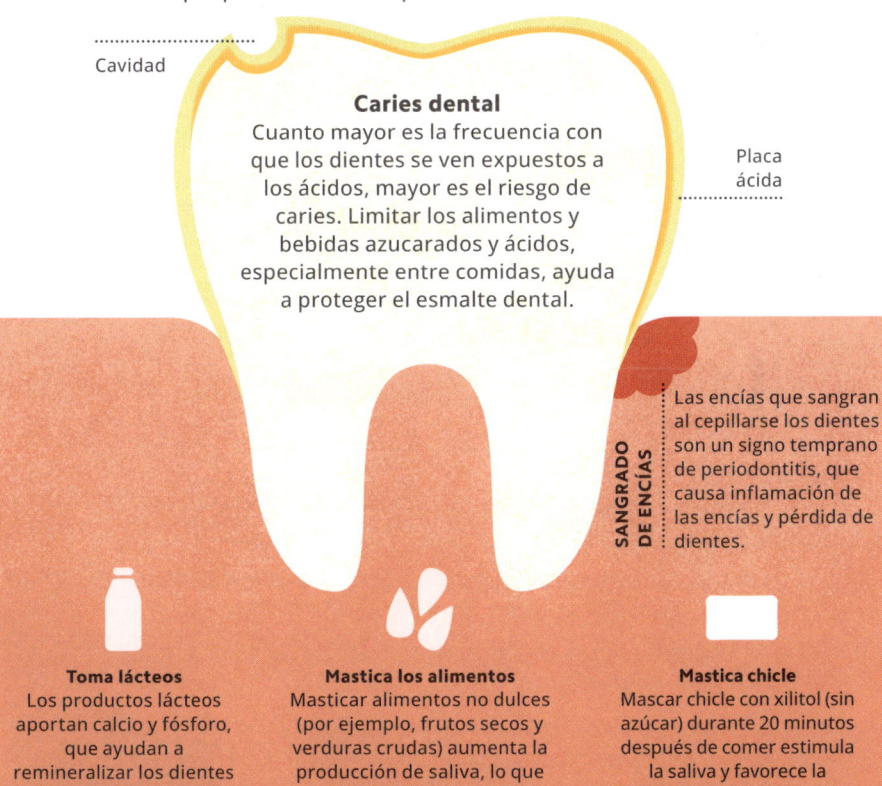

Cavidad

Caries dental

Cuanto mayor es la frecuencia con que los dientes se ven expuestos a los ácidos, mayor es el riesgo de caries. Limitar los alimentos y bebidas azucarados y ácidos, especialmente entre comidas, ayuda a proteger el esmalte dental.

Placa ácida

SANGRADO DE ENCÍAS

Las encías que sangran al cepillarse los dientes son un signo temprano de periodontitis, que causa inflamación de las encías y pérdida de dientes.

Toma lácteos
Los productos lácteos aportan calcio y fósforo, que ayudan a remineralizar los dientes después de comer alimentos ácidos.

Mastica los alimentos
Masticar alimentos no dulces (por ejemplo, frutos secos y verduras crudas) aumenta la producción de saliva, lo que ayuda a neutralizar los ácidos en la boca.

Mastica chicle
Mascar chicle con xilitol (sin azúcar) durante 20 minutos después de comer estimula la saliva y favorece la remineralización (véanse pp. 38-39).

Factores fuera del estómago
Comer en exceso, sobrepeso u obesidad, algunos problemas médicos (por ejemplo, hernia de hiato), algunos medicamentos, embarazo, estrés y ansiedad, y tabaquismo.

Factores dentro del estómago
Alcohol, cafeína, bebidas carbonatadas, alimentos grasos, alimentos picantes y alimentos ácidos.

Reflujo gastroesofágico
Son muchos los factores que aumentan el riesgo de reflujo gastroesofágico (véase más arriba). Es mejor tratarlos que depender de antiácidos para aliviar los síntomas.

ALIVIAR EL ESTÓMAGO

La indigestión (dispepsia) puede causar síntomas como acidez estomacal, náuseas, flatulencia y eructos. Es fruto del reflujo ácido, cuando los ácidos del estómago se dirigen al esófago y la garganta, provocando en la boca un sabor desagradable y amargo. Si el reflujo persiste, se denomina «enfermedad por reflujo gastroesofágico» (ERGE), que puede presentar otros síntomas, como tos o hipo recurrentes, voz ronca y mal aliento.

FAVORECER LA DIGESTIÓN

El estreñimiento puede afectar a cualquier persona, incluidos bebés y niños, pero es más común en mujeres, personas mayores y durante el embarazo. Los síntomas incluyen heces duras, deposiciones poco frecuentes, dolor de estómago, hinchazón, flatulencia, falta de apetito y náuseas. El estreñimiento suele ser fruto de una dieta sin suficiente fibra y líquidos. Sin embargo, la inactividad, el estrés, no defecar con regularidad y algunos medicamentos (p. e., los suplementos de hierro) y determinadas dolencias como el SII (véase p. 147), aumentan el riesgo. Si no se trata, el estreñimiento puede volverse crónico y causar hemorroides. Incrementar la ingesta de líquidos y comer más fibra (véanse pp. 20-21) ayudará a producir unas heces más blandas y menos voluminosas más fáciles de evacuar. La fibra debe aumentarse gradualmente para evitar la hinchazón y los calambres.

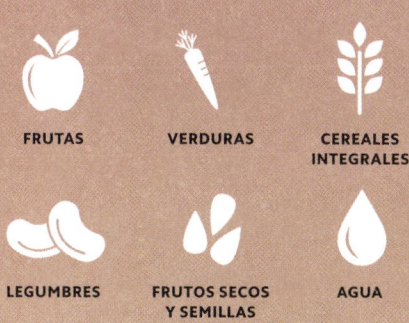

| FRUTAS | VERDURAS | CEREALES INTEGRALES |
| LEGUMBRES | FRUTOS SECOS Y SEMILLAS | AGUA |

Tratamiento básico

Para muchas personas que sufren estreñimiento, el problema es la dieta. Mantenerse hidratado (véase p. 43) y comer alimentos ricos en fibra debería ayudar a que los síntomas disminuyan.

EVITAR EL GLUTEN

La enfermedad celíaca no es una alergia, sino una enfermedad autoinmune en la que el sistema inmunitario del cuerpo reacciona de forma anormal al gluten (véase más abajo). Los síntomas pueden variar en gravedad, pero suelen incluir dolor de estómago y problemas digestivos, cansancio, aftas, pérdida de peso, anemia y sarpullidos (dermatitis herpetiforme). No existe cura ni medicación, pero una dieta de por vida que elimine todos los alimentos que contengan gluten –como la pasta, el cuscús, muchos cereales de desayuno, pan, tartas, galletas, pizzas y los productos de pastelería elaborados con trigo, cebada o centeno–, puede controlar la enfermedad, prevenir los síntomas y hacer que el intestino se cure.

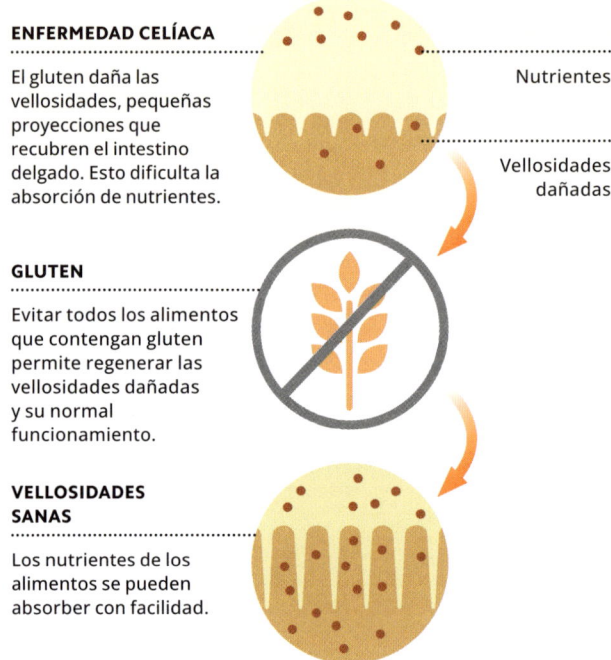

ENFERMEDAD CELÍACA

El gluten daña las vellosidades, pequeñas proyecciones que recubren el intestino delgado. Esto dificulta la absorción de nutrientes.

Nutrientes

Vellosidades dañadas

GLUTEN

Evitar todos los alimentos que contengan gluten permite regenerar las vellosidades dañadas y su normal funcionamiento.

VELLOSIDADES SANAS

Los nutrientes de los alimentos se pueden absorber con facilidad.

CALMAR EL INTESTINO

El colon irritable o síndrome del intestino irritable (SII) describe una serie de síntomas digestivos que pueden incluir dolor o calambres estomacales, hinchazón, diarrea y estreñimiento. Se desconoce la causa del SII, pero se cree que está relacionado con el estrés, la hipersensibilidad de los nervios del sistema intestinales y el paso demasiado rápido o demasiado lento de los alimentos por el tracto digestivo. Aunque no existe cura, las estrategias alimenticias (véase a la derecha) pueden ser de ayuda. Sin embargo, si los síntomas persisten, es importante que un médico realice un diagnóstico para descartar otras dolencias, como la enfermedad celíaca (véase la página opuesta) y la enfermedad inflamatoria intestinal. Un profesional también puede aconsejar otros posibles tratamientos.

COME SANO

No se salte las comidas; coma con regularidad y despacio; limite las bebidas gaseosas, alcohólicas y con cafeína; coma menos alimentos grasos y picantes; limite la fruta a tres porciones diarias; pruebe un suplemento probiótico durante al menos cuatro semanas.

CONTROLA LOS SÍNTOMAS

Lleve un diario donde consigne comidas, estados de ánimo y síntomas para identificar vínculos entre síntomas y alimentos, eventos o emociones. Algunos alimentos, por ejemplo, producen gases, mientras que muchos alimentos ricos en fibra pueden empeorar la diarrea.

MODIFICA LA DIETA

Si el diario con las comidas, estados de ánimo y síntomas permite relacionar un alimento con los síntomas, elimínelo. Si mejora, reintroduzca dicho alimento y compruebe si los síntomas vuelven a aparecer. Busque el consejo de un nutricionista.

SI LOS SÍNTOMAS PERSISTEN

Un profesional de la salud puede que recomiende una dieta baja en FODMAP que limite la ingesta de carbohidratos que se encuentran en frutas, verduras, leche y legumbres, y que no se descomponen con facilidad en el intestino.

REACCIONES ALÉRGICAS

Una alergia alimentaria es una respuesta inmunitaria anormal a un alimento específico. Puede ser inmediata o retardada. En el primer caso, el cuerpo identifica erróneamente una proteína en un alimento (p. e., frutos secos) como dañina y se apresura a protegerse produciendo anticuerpos de inmunoglobulina E (IgE). Esto libera sustancias químicas (p. e., histamina) que producen síntomas que van de leves a potencialmente mortales (shock anafiláctico). Una alergia alimentaria retardada involucra al sistema inmunitario, pero no está mediada por IgE, por lo que las reacciones varían y los síntomas pueden aparecer al cabo de varios días.

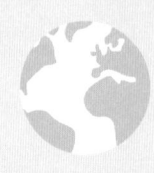

Incidencia
Alrededor del 5-8% de los niños pequeños y el 1-2% de los adultos tienen alguna alergia alimentaria.

Causa
Una alergia alimentaria es causada por una respuesta inmunitaria a una proteína en los alimentos, lo que produce anticuerpos.

Respuestas del cuerpo
Las reacciones inmediatas aparecen en minutos o en dos horas; las retardadas pueden tardar días.

Síntomas
Entre los síntomas de una alergia alimentaria figuran vómitos, picor, hinchazón de labios y ojos, y shock anafiláctico.

Diagnóstico
Para diagnosticar una alergia, deben hacerse análisis de sangre y así como pruebas de punción cutánea.

ALERGIAS COMUNES

LECHE

HUEVOS

CACAHUETES

FRUTOS SECOS

TRIGO

MARISCOS

REACCIONES NO ALÉRGICAS

Incidencia
Los estudios indican que entre el 15 y el 20% de las personas en todo el mundo padecen intolerancia alimentaria.

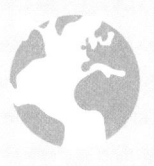

Causa
La intolerancia alimentaria se produce cuando el cuerpo es sensible a un alimento o no puede procesarlo.

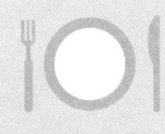

Respuestas del cuerpo
Las reacciones provocadas por una intolerancia alimentaria pueden ser rápidas, o desarrollarse más lentamente.

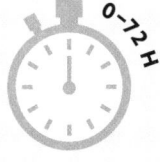

Síntomas
Entre los efectos de una intolerancia alimentaria hay erupciones cutáneas, eccema, dolor de estómago y problemas digestivos.

Diagnóstico
Para diagnosticar una intolerancia, un nutricionista profesional supervisa una dieta que conlleve la eliminación y reintroducción de alimentos.

En una intolerancia alimentaria no está involucrado el sistema inmunitario. Se produce cuando el cuerpo es sensible a un ingrediente, como los salicilatos (p. e., en algunas frutas, verduras y frutos secos) o la histamina (p. e., en el salami), o no es capaz de procesarlo debidamente, como la lactosa de la leche. Las intolerancias alimentarias pueden causar una amplia gama de reacciones inmediatas o retardadas con distintos grados de en gravedad. Al no afectar al sistema inmunitario, es más difícil diagnosticarlas. En ocasiones, se pueden tolerar pequeñas cantidades de alimentos sin que haya efectos secundarios.

INTOLERANCIAS COMUNES

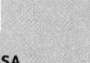

LACTOSA   CAFEÍNA   GLUTEN   ALCOHOL   SALICILATOS   HISTAMINA

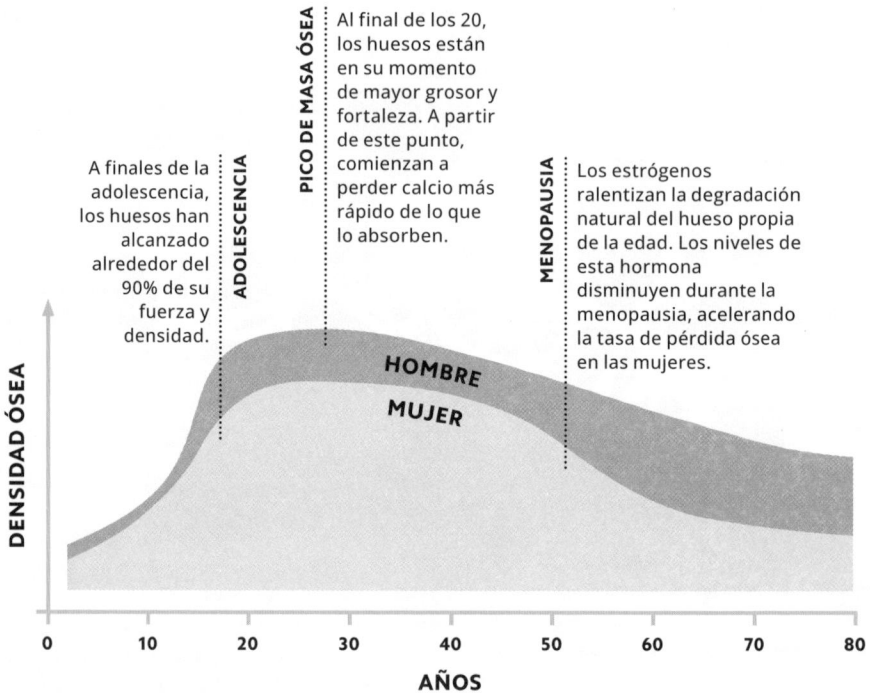

A finales de la adolescencia, los huesos han alcanzado alrededor del 90% de su fuerza y densidad.

ADOLESCENCIA

PICO DE MASA ÓSEA

Al final de los 20, los huesos están en su momento de mayor grosor y fortaleza. A partir de este punto, comienzan a perder calcio más rápido de lo que lo absorben.

MENOPAUSIA

Los estrógenos ralentizan la degradación natural del hueso propia de la edad. Los niveles de esta hormona disminuyen durante la menopausia, acelerando la tasa de pérdida ósea en las mujeres.

DENSIDAD ÓSEA

HOMBRE

MUJER

0   10   20   30   40   50   60   70   80

AÑOS

MEDIDAS PREVENTIVAS

La osteoporosis es una enfermedad en la que los huesos se debilitan tanto que son propensos a romperse. En todo el mundo, una de cada tres mujeres y uno de cada cinco hombres mayores de 50 años sufrirán una fractura debido a la osteoporosis. La prevención comienza en la infancia. Una dieta saludable para los huesos (véase p. 108), especialmente en la adolescencia, crea un pico de masa ósea más alto, por lo que los huesos se mantienen más fuertes. Limitar la cafeína y el alcohol, mantener un peso saludable y no fumar también ofrecen protección. A los hombres y mujeres mayores (véase arriba) que corren el riesgo de padecer osteoporosis o que han sido diagnosticados con esta enfermedad se les pueden recetar suplementos de calcio y vitamina D, y deben evitar la ingesta elevada de retinol (vitamina A), que puede debilitar los huesos.

ALIVIAR EL DOLOR ARTICULAR

Hay diferentes tipos de artritis. Las más comunes son la osteoartritis y la artritis reumatoide, pero todas causan una dolorosa inflamación en las articulaciones. No existe cura, pero hay tratamientos para retrasar su progresión. También, la pérdida de peso puede reducir la presión sobre las articulaciones y una dieta mediterránea (véanse pp. 122-123), rica en nutrientes antiinflamatorios, alivian los síntomas. Los estudios muestran una relación entre el microbioma intestinal y la artritis reumatoide, lo que afirma que se coman alimentos prebióticos y probióticos (véase p. 106).

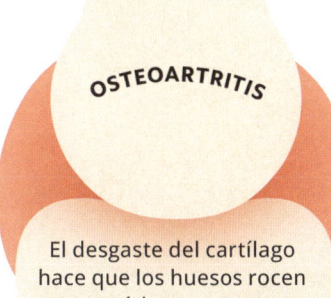

OSTEOARTRITIS

El desgaste del cartílago hace que los huesos rocen entre sí, lo que provoca inflamación en los tejidos circundantes.

ARTRITIS REUMATOIDE

El sistema inmunitario ataca las articulaciones y otros tejidos y sistemas, lo que provoca inflamación de la membrana sinovial o del revestimiento de la articulación.

Alimentos antiinflamatorios

Dado que los ácidos grasos omega-3, la fibra y los antioxidantes parecen reducir la inflamación, los alimentos que los contienen pueden aliviar los síntomas de la artritis.

ANÁLISIS DE SANGRE

Existen muchos tipos de anemia, pero la más común es la anemia ferropénica, que afecta a unos 500 millones de personas en todo el mundo. Está causada por unos niveles bajos de hierro, lo que da lugar a un número de glóbulos rojos menor de lo habitual. Esto significa que la sangre tiene menos capacidad para transportar oxígeno por el cuerpo. Los síntomas de la anemia ferropénica incluyen palidez, fatiga extrema, palpitaciones y dificultad para respirar. Para su tratamiento, lo primero es aumentar el consumo de hierro en la dieta (véase p. 34), pero el médico puede recetar suplementos férricos. La falta de vitaminas B9 y B12 (véanse pp. 24-25) también puede provocar una forma de anemia en la que las células sanguíneas son anormalmente grandes, por lo que no funcionan correctamente.

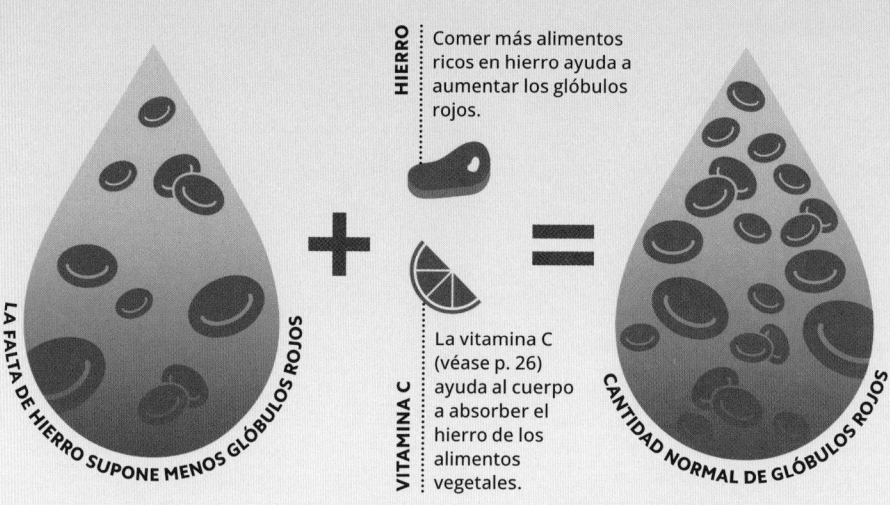

HIERRO

Comer más alimentos ricos en hierro ayuda a aumentar los glóbulos rojos.

LA FALTA DE HIERRO SUPONE MENOS GLÓBULOS ROJOS

VITAMINA C

La vitamina C (véase p. 26) ayuda al cuerpo a absorber el hierro de los alimentos vegetales.

CANTIDAD NORMAL DE GLÓBULOS ROJOS

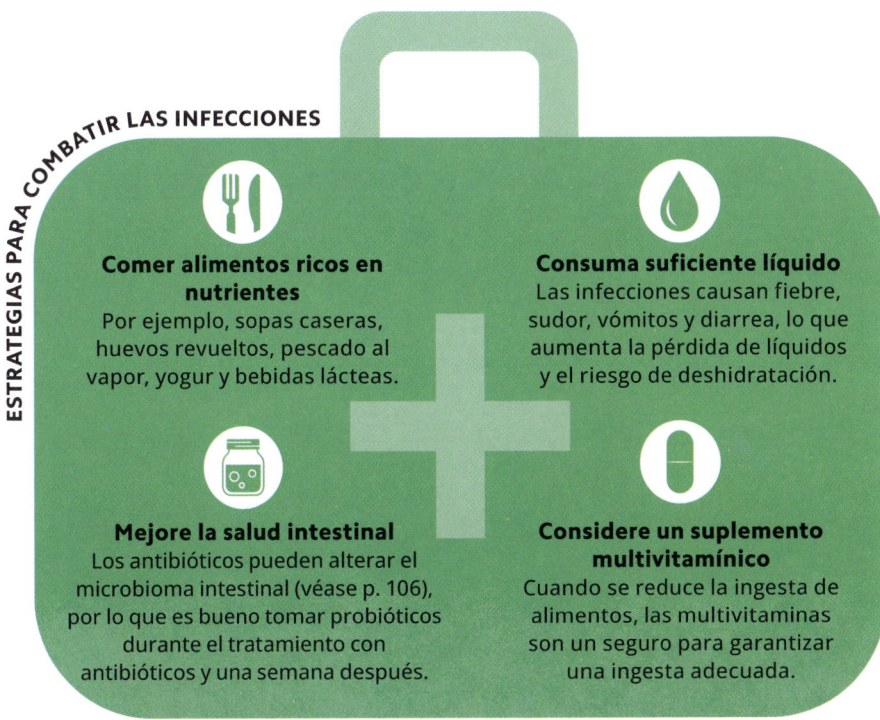

Comer alimentos ricos en nutrientes
Por ejemplo, sopas caseras, huevos revueltos, pescado al vapor, yogur y bebidas lácteas.

Consuma suficiente líquido
Las infecciones causan fiebre, sudor, vómitos y diarrea, lo que aumenta la pérdida de líquidos y el riesgo de deshidratación.

Mejore la salud intestinal
Los antibióticos pueden alterar el microbioma intestinal (véase p. 106), por lo que es bueno tomar probióticos durante el tratamiento con antibióticos y una semana después.

Considere un suplemento multivitamínico
Cuando se reduce la ingesta de alimentos, las multivitaminas son un seguro para garantizar una ingesta adecuada.

COMBATIR LAS INFECCIONES

Muchos nutrientes refuerzan el sistema inmunitario (véase p. 107) pero ningún alimento o nutriente por sí solo puede detener o tratar infecciones como resfriados, covid-19, neumonías, gastroenteritis, infecciones urinarias o heridas infectadas. Sin embargo, cuando se está combatiendo una infección, aumentan las necesidades energéticas y de nutrientes, por lo que los alimentos ricos en estos últimos (véase p. 61) pueden ayudar a curarse, mientras que la desnutrición (véase p. 139) retrasa la recuperación. Comer puede ser un reto cuando se está enfermo, por lo que tal vez resulte útil comer con más frecuencia pequeñas cantidades de alimentos ricos en nutrientes, además de beber mucho líquido. Las sales de rehidratación, los probióticos y los suplementos de vitaminas y minerales también pueden favorecer la recuperación.

ALIMENTACIÓN PARA UNA ARMONÍA HORMONAL

El síndrome premenstrual (SPM) afecta a muchas mujeres en la segunda mitad del ciclo menstrual y probablemente esté causado por los cambios en los niveles hormonales. Los síntomas incluyen cambios de humor, irritabilidad, cansancio, sensibilidad en los senos, dolores de cabeza y problemas cutáneos (por ejemplo, acné). Los síntomas más graves se conocen como trastorno disfórico premenstrual (TDPM). El SPM puede afectar a los hábitos alimenticios: muchas personas tienen antojos, recurren a tentempiés azucarados para aumentar la energía o se desahogan comiendo. Comer con regularidad alimentos que incluyan los nutrientes que se indican a continuación puede ayudar a aliviar los síntomas.

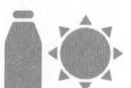

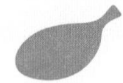

Fibra
Consumir alimentos ricos en fibra (véanse pp. 20-21) puede aliviar los síntomas del SPM, al mantener estables los niveles de glucosa en sangre.

Ácidos grasos omega-3
Los estudios indican que pueden ayudar a reducir la intensidad de los síntomas del SPM. La mejor fuente es el pescado azul.

Calcio y vitamina D
Las investigaciones muestran que niveles bajos de estos nutrientes en sangre pueden causar o exacerbar los síntomas del SPM.

Vitaminas B
La vitamina B6 (véase p. 24) ayuda a regular la actividad hormonal.

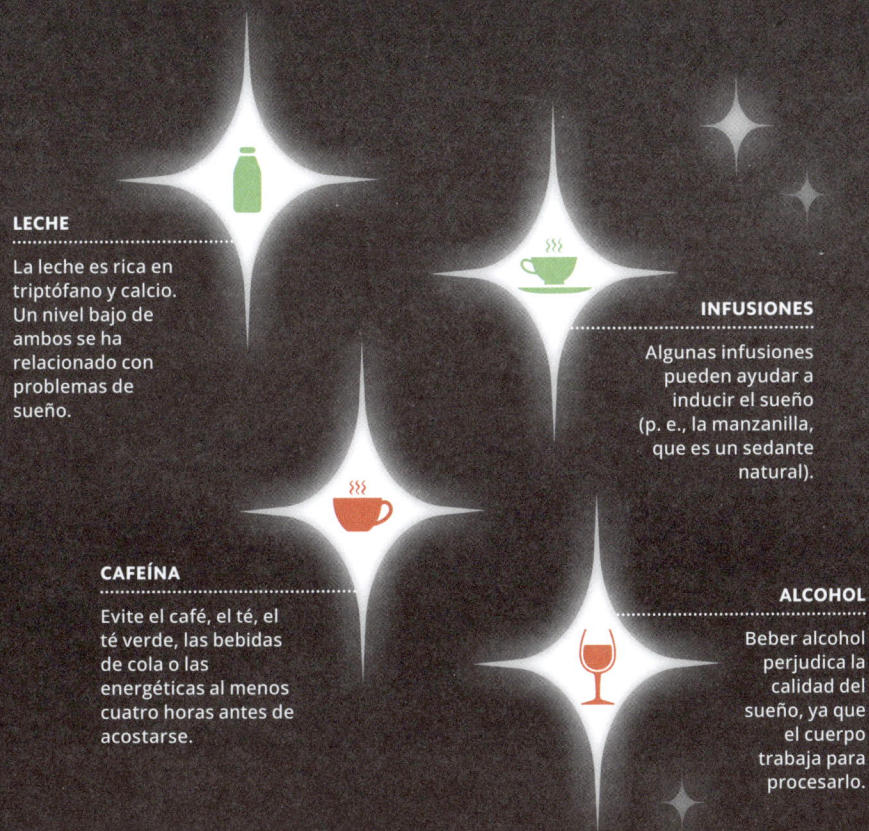

LECHE

La leche es rica en triptófano y calcio. Un nivel bajo de ambos se ha relacionado con problemas de sueño.

INFUSIONES

Algunas infusiones pueden ayudar a inducir el sueño (p. e., la manzanilla, que es un sedante natural).

CAFEÍNA

Evite el café, el té, el té verde, las bebidas de cola o las energéticas al menos cuatro horas antes de acostarse.

ALCOHOL

Beber alcohol perjudica la calidad del sueño, ya que el cuerpo trabaja para procesarlo.

COMER PARA DORMIR

Durante el sueño, el cuerpo lleva a cabo procesos restaurativos esenciales. Por tanto, la privación regular de sueño puede aumentar el riesgo de problemas de salud, como enfermedades cardíacas, hipertensión arterial, diabetes tipo 2, inmunidad debilitada y depresión. Sin embargo, ciertos alimentos pueden favorecer el sueño. Los alimentos a base de proteínas son especialmente importantes, ya que la mayoría contienen triptófano, un aminoácido que ayuda a producir serotonina, que luego se convierte en melatonina, la hormona inductora del sueño. Deben evitarse los estimulantes (p. e., la cafeína) antes de acostarse, así como las comidas copiosas (o los alimentos con alto contenido en grasas o picantes), que pueden provocar indigestión.

ÍNDICE

Los números de página **en negrita** remiten a las entradas principales.

AGRADECIMIENTOS

DK quiere agradecer a las siguientes personas la ayuda prestada en este libro: Vanessa Hamilton y Mark Lloyd por las ilustraciones; Ginger Hultin por la consultoría; Kristina Routh por la verificación de datos; Bonnie Macleod por la asistencia editorial; Debra Wolter por la corrección de pruebas; Helen Peters por el índice analítico; Suhita Dharamjit, diseñadora sénior de portadas; Harish Aggarwal, diseñador sénior de DTP; Priyanka Sharma, coordinadora editorial sénior de portadas.
150 Shutterstock.com: eranicle (fondo)